**COM A MATURIDADE
FICA-SE MAIS JOVEM**

OBRAS DO AUTOR PUBLICADAS PELA EDITORA RECORD

Com a maturidade fica-se mais jovem
Demian
Francisco de Assis
O jogo das contas de vidro
O Lobo da Estepe
A magia de cada começo
Sidarta
A unidade por trás das contradições: religiões e mitos

HERMANN HESSE
COM A MATURIDADE FICA-SE MAIS JOVEM

Tradução de
Roberto Rodrigues

6ª edição

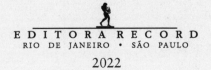

EDITORA RECORD
RIO DE JANEIRO • SÃO PAULO
2022

CIP-BRASIL. CATALOGAÇÃO NA FONTE
SINDICATO NACIONAL DOS EDITORES DE LIVROS, RJ

H516c
6ª ed.

Hesse, Hermann, 1877–1962
  Com a maturidade fica-se mais jovem / Hermann Hesse; tradução de Roberto Rodrigues. – 6ª ed. – Rio de Janeiro: Record, 2022.

  Tradução de: Mit der Reife wird man immer jünger
  ISBN 978-85-01-07110-1

  1. Ficção alemã. I. Rodrigues, Roberto. II. Título.

09-4374

CDD: 833
CDU: 821.112.2-3

Título original em inglês:
MIT DER REIFE WIRD MAN IMMER JÜNGER

Copyright © Suhrkamp Verlag Frankfurt am Main 1990 und 2002

Todos os direitos reservados. Proibida a reprodução, no todo ou em parte, através de quaisquer meios. Os direitos morais do autor foram assegurados.

Proibida a venda desta edição em Portugal e resto da Europa.

Texto revisado segundo o Acordo Ortográfico da Língua Portuguesa de 1990.

Direitos exclusivos de publicação em língua portuguesa para o Brasil adquiridos pela
EDITORA RECORD LTDA.
Rua Argentina, 171 – 20921-380 – Rio de Janeiro, RJ – Tel.: (21) 2585-2000, que se reserva a propriedade literária desta tradução.

Impresso no Brasil

ISBN 978-85-01-07110-1

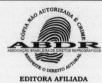

Seja um leitor preferencial Record.
Cadastre-se em www.record.com.br e receba informações sobre nossos lançamentos e nossas promoções.

Atendimento e venda direta ao leitor:
sac@record.com.br

Sumário

Passeio na primavera 7

Escutar 9

O fim do verão 11

Envelhecer 17

Final de verão 19

Banhista 21

Lição 25

O homem de cinquenta anos 27

Velhice 31

Reencontro com Nina 33

Na velhice 39

Esboço 43

Folha murcha 47

[Harmonia entre movimento e repouso] 49

Sol de março 55

Sobre a velhice 57

Chuva de outono 61

Dia cinzento de inverno 65

Menino 67

Degraus 69

Linguagem da primavera 71

Noite cansada   75

O homem velho e suas mãos   77

O pequeno limpador de chaminés   79

Lembranças   87

[Retrocesso]   89

Outono prematuro   95

[A euforia do desenvolvimento e a febre
da especulação imobiliária]   97

Passe bem, Senhor Mundo!   101

[Um chamado do outro lado das convenções]   103

Final de agosto   111

Experiências outonais   113

Passeio em final de outono   125

[A tendência ao hábito e à repetição]   127

Antiquíssima imagem de Buda em decomposição
nas encostas de uma floresta japonesa   133

Parábola chinesa   135

O dedo erguido   137

Todas as mortes   141

Irmã morte   143

Há mil anos ou mais   145

Pequena canção   147

Epílogo   149

Os títulos entre colchetes são excertos de outros trabalhos do autor. As fontes
estão citadas no final de cada texto.

Passeio na primavera

Pequenas e translúcidas lágrimas voltam agora a cobrir as superfícies resinosas da folhagem em botão. Ao sol, as primeiras borboletas revelam seu manto aveludado e os meninos se divertem com piões e bolas de gude. Chegou a Semana Santa, repleta de sons e imersa nas lembranças de coloridos ovos de Páscoa, de Jesus no Jardim de Getsêmani, de Jesus no Gólgota, da paixão de Mateus, das alegrias pueris, dos primeiros amores, das primeiras melancolias da adolescência. As anêmonas se curvam sobre o musgo e os dentes-de-leão vicejam ao longo dos riachos.

Como viajante solitário, não diferencio meus impulsos e minhas motivações interiores da sinfonia exterior composta de milhares de vozes da vegetação que me cerca. Venho da cidade. Depois de muito tempo, voltei ao convívio humano, viajei de trem, apreciei pinturas e esculturas, ouvi novas e maravilhosas canções de Othmar Schoeck.* Agora, o vento suave e alegre que sopra em meu rosto é o mesmo que agita as anêmonas curvadas e que me

---

* Maestro e compositor suíço 1886-1957. (*N. do T.*)

envolve, como um redemoinho de terra, em um enxame de recordações, transportando a lembrança da dor e da transitoriedade das veias para a consciência. Pedra do caminho, tu és mais forte do que eu! Árvore do campo, tu sobreviverás a mim, e, quem sabe, até tu, pequeno pé de framboesa, ou mesmo tu, rosada anêmona vergada ao vento.

Por um momento, percebo mais do que nunca a inconstância da minha forma e sinto-me atraído pela metamorfose, em pedra, terra, framboesa e árvore. Minha sede se volta para os sinais da degradação, terra e água, folhas mortas. Amanhã ou depois, em breve, muito em breve, serei folha, terra e raiz, não mais escreverei palavras em folhas de papel, não sentirei mais o cheiro do vistoso goivo amarelo, não trarei mais no bolso a conta do dentista, não serei mais vítima do assédio de perigosos burocratas em busca da minha nacionalidade; flutuarei entre nuvens no azul do céu, seguirei a corrente dos riachos, brotarei como folha nos galhos, cairei no esquecimento, mergulhado na mil vezes sonhada transformação.

Tu, mundo das palavras, opiniões e pessoas, dos prazeres intensos e do medo febril, ainda haverás de me surpreender, seduzir e aprisionar dezenas e centenas de vezes. Por milhares de vezes haverás de me encantar e assustar com cantigas ao piano, jornais, telegramas e obituários, com formulários de imigração e todas as tuas fantásticas baboseiras, tu, mundo de prazeres e angústias, graciosa ópera de rítmica loucura! Mas tu, prece à transitoriedade, melodia da paixão transformista, predisposição para a morte, desejo de renascer, nunca mais, queira Deus, me faltarás totalmente. A Páscoa continuará existindo, o prazer continuará se transformando em medo, e o medo, em libertação; sem tristeza, a canção da transitoriedade alegrará meus caminhos, cheios de tolerância, determinação e esperança.

(1920)

Escutar

Um sopro tão novo, um ruído tão suave,
Perpassa pelo céu nebuloso,
Delicado, como o adejar de uma ave,
Como odor de primavera, tão medroso.

Vindas do amanhecer da vida,
Sopram lembranças de outrora,
Como a borrasca no mar caída,
Que o agita e vai-se embora.

Do hoje o ontem se distancia,
Do há muito esquecido chega perto,
Do mundo remoto, da fantasia,
Onde existe um jardim aberto.

Meu bisavô talvez esteja entre nós,
De um sono milenar se erguendo,
Falando com a minha voz,
No meu sangue se aquecendo.

Talvez haja uma mensagem lá fora
Que para mim acaba de chegar;
Talvez antes de uma nova aurora,
Em minha casa eu possa estar.

O fim do verão

Aqui, ao sul dos Alpes, tivemos um lindo e ensolarado verão, e faz duas semanas que venho sentindo, todos os dias, aquele familiar receio pelo seu fim, um temor que vejo como o complemento e o mais picante dos sabores ocultos em tudo o que é belo. O que eu mais temia eram aqueles leves sinais de trovoada, pois, a partir de meados de agosto, qualquer trovoada pode desandar em vários dias de chuva e acabar com o verão, ainda que o tempo volte a melhorar. Aqui no Sul, costuma-se dizer, quase como regra, que uma dessas trovoadas é capaz de degolar o verão, extinguindo sua chama em um rápido e fulgurante estertor, seguido da morte súbita. Assim, após vários dias de frenéticas convulsões, quando a tempestade desaparece dos céus, quando cessam os milhares de relâmpagos, o concerto ininterrupto de trovões e as pancadas repentinas e violentas de chuva morna, o céu que surge por trás das espessas nuvens, numa tarde ou manhã qualquer, é mais frio e suave, com matizes alegres e feições de outono; as sombras que cobrem a paisagem são mais fracas e desbotadas, perdendo na cor o que ganham no contorno, como o cinquentão que ontem parecia lépido e fagueiro e que, depois de uma doença, um sofrimento ou uma decepção, tem o rosto eivado de pequenos traços, deixando perceber, em cada ruga, os discretos indícios da decomposição. Esta última tempestade é terrível, como terríveis são também a derradeira luta do verão, sua intrépida resistência à morte, sua dolorosa ira, a força com que se debate e se ergue, em vão, para logo em seguida, sob protesto e indefeso, fenecer.

Este ano, tudo indica que o término do verão não será tão violento e dramático (embora isto seja sempre uma possibilidade); desta feita, parece que escolheu a morte lenta e suave na velhice. Nesta época, nada é mais característico do que a forma singular e infinitamente bela assumida pelo final do verão, para mim tão íntima quanto a volta para casa ao anoitecer, após o passeio ou a ceia no campo — pão, queijo e vinho, numa das sombrias adegas da floresta. O que há de mais típico nessas noites se revela na difusão do calor, na lenta e progressiva chegada do frio, no orvalho e na quietude da noite, na autodefesa e na flexibilidade do verão em fuga. Esse embate pode ser percebido em milhares de pequenas ondas, quando se caminha duas ou três horas após o pôr do sol. A essa altura, o calor ainda se concentra e se esconde em cada bosque ou floresta, em cada ravina, ali se apegando à vida durante toda a noite, buscando reentrâncias e abrigos contra o vento. Nessas horas, as florestas situadas nas encostas de poente se transformam em reservatórios de calor circundados e assediados pela friagem noturna, onde quem passa pode sentir claramente a gradação da temperatura em cada depressão, córrego ou porção de mata um pouco mais densa. Exatamente como o esquiador que desce a montanha sentindo no movimento harmônico dos joelhos cada elevação ou depressão, cada reta ou curva do caminho, de forma que permita, depois de alguns percursos, que aquela memória genuflectora arquive uma fiel imagem de toda a montanha, legível desde a largada, também sou capaz de ler, através das sensíveis ondas térmicas, a fotografia de uma paisagem envolta na mais profunda escuridão de uma noite sem luar. Entro na floresta e experimento, logo no terceiro passo, a crescente onda de calor semelhante à de um forno levemente aquecido, sentindo esse calor aumentar e diminuir conforme a densidade da vegetação; a proximidade de cada riacho seco que há muito não vê água, mas cujo leito ainda conserva resquício de umidade, é denunciada pelo frio que irradia. É notório que as temperaturas das diversas partes de um mesmo terreno oscilam conforme a estação do ano, porém essa variação nunca é tão clara e intensa como nesses dias de transição do auge do verão para o início do outono. Assim como a cor púrpura das montanhas nuas, no inverno, a pujante umidade do ar e dos brotos, na primavera, e as nuvens de pirilampos, nos primeiros dias do verão, esses memoráveis passeios noturnos através das ondas térmicas, no final do verão, também se encontram entre as experiências mais excitantes, capazes de despertar ao máximo o prazer e os sentidos.

Ainda ontem, ao anoitecer, quando voltava da taberna para casa, passei pela ravina que desemboca defronte do Cemitério de Sant'Abbondio. Como foi bom sentir a brisa fresca e úmida da campina e do lago! Como foi bom sentir a tepidez da mata, remanescente e medrosa, escondida entre acácias, castanheiros e choupos! Enquanto o verão resiste à morte, a floresta resiste ao outono! Assim também se defende o ser humano, no declínio do seu verão, contra a debilidade e a morte, contra o frio do universo que o cerca, contra o frio que invade suas veias. Entregando-se com redobrado afeto aos pequenos sons e folguedos da vida, às muitas coisas belas e graciosas existentes na superfície, à profusão de cores e às sombras que deslizam com as nuvens, apega-se, risonho e angustiado, ao que há de mais efêmero, contempla a própria morte, sente o medo, busca o consolo e aprende, horrorizado, a arte de saber morrer. Aí se encontra o limite entre a juventude e a velhice. Muitos já o transpuseram aos quarenta anos ou mesmo antes; outros só o percebem mais tarde, aos cinquenta ou sessenta. Porém é sempre a mesma coisa: desprezando a arte de viver, começamos a nos interessar por aquela outra arte; em vez de zelarmos pela consolidação e pelo aperfeiçoamento da nossa personalidade, nos preocupamos em destruí-la e dissolvê-la. De repente, quase que da noite para o dia, nos sentimos velhos, estranhando os ideais, interesses e sentimentos da juventude. Esse momento de transição ocorre quando pequenos e delicados espetáculos como o brotar e o fenecer de um verão nos prendem e emocionam, enchendo nosso coração de surpresas e calafrios, nos fazendo vibrar e sorrir.

A mata já não possui o verde de outrora, as folhas da videira começam a parecer douradas, escondendo bagos azuis e purpúreos. Ao anoitecer, as montanhas exibem tons de violeta, enquanto o céu adquire um tom esmeralda típico do outono. E então? Então, será novamente o fim das noites no Grotto, das tardes de banho no lago de Agno, da pintura ao ar livre, à sombra das castanheiras. Feliz é quem pode retornar ao trabalho estimado e profícuo, aos entes queridos, a uma pátria qualquer! Quem não pode, quem já não tem essa ilusão, logo foge para a cama, ante o frio iminente, ou então segue viagem, observando aqui e acolá, como passante, as pessoas que têm uma pátria, que vivem em comunidades, que acreditam nas suas profissões e atividades; vendo como trabalham, se empenham e se cansam e como, a despeito da boa-fé e dos esforços, caminham de forma lenta e imperceptível em direção às sombras da próxima guerra ou revolução, visíveis apenas para os ociosos, incrédulos e decepcionados — os que envelheceram e substituíram o otimismo perdido pela modesta, terna e senil predileção por verdades mais amargas. Nós, velhos, observamos como o mundo, agitando bandeiras otimistas, se torna cada dia mais perfeito; como as nações se sentem cada vez mais sagradas, infalíveis e legítimas na prática da violência e da agressão benignas; como surgem, nas artes, nos esportes e nas ciências, novas estrelas, nomes brilhantes, coroados de superlativos em todos os jornais; como tudo se enche de vida, calor e entusiasmo, transbordando um vigoroso desejo de viver e um inebriante sonho de não morrer, que crescem de vaga em vaga, como as ondas térmicas do verão nas florestas de Tessin. O espetáculo da vida é eterno e poderoso; ainda que desprovido de conteúdo, é um movimento ininterrupto, uma luta incessante contra a morte.

Muitas coisas boas nos esperam, ainda antes que chegue um outro inverno. As uvas azuladas tornar-se-ão macias e doces, os rapazes cantarão durante a colheita, e as mocinhas, com suas toucas coloridas, enfeitarão as videiras douradas como lindas flores-do-campo. Quando tivermos aprendido melhor a arte de morrer, muitas coisas boas estarão à nossa espera, e muito do que hoje nos parece amargo amanhã terá sabor de mel. Enquanto isso, ainda esperamos que as uvas amadureçam, que as castanhas caiam e que possamos nos deleitar com a próxima lua cheia, envelhecendo, é claro, mas vendo a morte bem distante. Como disse o poeta:

Para os velhos é bom e são
Borgonha tinto ao pé da lareira,
E depois uma morte ligeira —
Porém só mais tarde, hoje não!

(1926)

Envelhecer

A futilidade que o jovem aprecia
Foi também por mim venerada,
Penteado, gravata, elmo e espada,
E muito mais a mulher esguia.

Só agora vejo com clareza,
Posto que, velho rapaz,
De nada disso sou mais capaz.
Só agora vejo com clareza,
De tais desejos a suma esperteza.

Lá se vão gravatas e permanentes,
Levando consigo toda a magia;
Mas o que além disso consegui,
Sabedoria, virtude e meias quentes,
Ah, logo depois também perdi,
E minha terra ficou fria.

Para os velhos é bom e são
Borgonha tinto ao pé da lareira,
E depois uma morte ligeira —
Porém só mais tarde, hoje não!

Final de verão

Dia após dia, o final de verão ainda nos dá
Seu terno calor. Das flores sobre a umbela,
Batendo as asas, cansada, paira aqui e acolá
Uma vistosa borboleta, aveludada e amarela.

Manhãs e noites respiram a umidade
Da névoa rala, da chuva ainda quente.
Da amoreira já se vê, na súbita claridade,
A grande folha amarela do céu pendente.

Um lagarto descansa sobre a pedra ensolarada,
Nas folhas da videira, sombra as uvas vão buscar.
Fascinado, o mundo parece uma terra encantada
A dormir e sonhar, esperando por ti para acordar.

Em longos compassos às vezes levado
Por mágica melodia ao torpor permanente,
Até que se liberta do encanto e, acordado,
Volta a encarar a realidade e o presente.

Nós, os velhos, prontos para iniciar a colheita,
Aquecemos nossas mãos queimadas pelo verão.
O dia ainda sorri, não chegou ao fim, desta feita;
Ainda nos prendem e adulam o aqui e o então.

Banhista

O trem mal acabara de chegar a Baden e eu, entre uma queixa e outra, nem bem descera os degraus do vagão, e a magia do lugar já se fazia presente. De pé no pavimento molhado da plataforma da estação, tentando localizar o recepcionista do hotel, vi desembarcarem do mesmo trem que me trouxera três ou quatro colegas portadores de isquialgias, condição facilmente perceptível na dolorosa contração das nádegas, no andar inseguro e no olhar de amargura e desamparo que acompanhavam seus cuidadosos movimentos. Cada qual apresentava uma patologia específica, uma forma particular de sofrimento e, por conseguinte, sua própria maneira de andar, hesitar, parar e mancar, além de uma especial e exclusiva expressão facial; contudo, predominavam as características comuns, e logo ao primeiro olhar os identifiquei como isquiáticos, irmãos e colegas. Quem conhece os males do nervo ciático, não dos livros, mas daquela experiência que os médicos chamam de "sensação subjetiva", enxerga de longe os sintomas da doença. Destarte, pus-me a observar os citados companheiros. Todos três ou quatro tinham feições mais carrancudas do que as minhas, apoiavam-se com mais força sobre suas bengalas, erguiam mais os quadris e pisavam com mais angústia e mau humor do que eu; eram todos mais sofridos, mais pobres, mais doentes e mais deploráveis do que eu, o que em mim causou um imenso bem-estar, além de proporcionar-me, durante toda a minha terapia no balneário de Baden, uma mil vezes renovada e inesgotável confiança, decorrente do fato de que as pessoas que ao meu redor mancavam, gemiam, se arrastavam e se deslocavam em cadeiras de rodas eram muito mais doentes do que eu e, portanto, tinham muito menos motivos para exibir bom humor e esperança. Naquele primeiro minuto, eu havia descoberto e saboreava, com inusitado prazer, um dos grandes mistérios e feitiços de qualquer balneário: a *socios habere malorum*, a sociedade do infortúnio.

Bem-disposto, deixei a plataforma da estação ferroviária e segui pela rua que acompanha o vale e desce lentamente em direção às termas, ratificando e enriquecendo, em cada passo, a minha valiosa experiência: viam-se banhistas por toda parte, ora demonstrando cansaço e ligeiramente curvados em suas espreguiçadeiras pintadas de verde, ora desfilando em ruidosos e claudicantes grupos. Em sua cadeira de rodas, uma senhora de sorriso amarelo segurava entre as mãos enfermas um ramo de flores já meio murchas, enquanto uma pujante e vistosa enfermeira a empurrava, esbanjando energia. Um senhor bastante idoso saiu de uma loja onde os reumáticos compram seus cartões-postais, cinzeiros e pesos para papel (eles precisam de muitos, mas nunca consegui saber por quê). A cada degrau que descia, o mesmo velho que acabara de deixar a loja tinha de parar durante um minuto e olhar para a rua à sua frente, como alguém que contempla, fatigado e inseguro, uma pesada tarefa que lhe foi delegada. Um homem mais novo, usando um quepe militar verde com pala cinzenta sobre os cabelos cortados à escovinha, se amparava em duas bengalas, progredindo a muito custo. Ah, as tais bengalas que todos aqui utilizam, aquelas malditas e austeras bengalas ortopédicas, com calços de borracha que se grudam ao asfalto como sanguessugas ou ventosas! Também utilizo bengala, mas é uma elegante bengala de bambu malaquês, cujo auxílio me é extremamente bem-vindo; ainda que só possa dispensá-la em caso de emergência, jamais fui visto portando um desses abomináveis exemplares de alumínio e borracha! Não, era óbvio que eu queria que todos vissem com que rapidez e desenvoltura eu percorria aquela aprazível descida, usando rara e ligeiramente a minha bengala malaquesa, ostentada como uma joia, um simples ornamento; quão discreto e inócuo era meu sintoma isquiático, a angustiante retração do quadril, mais sugerida do que manifesta, levemente delineada; mas, sobretudo, quão rígida e natural era a minha postura ao longo do percurso, quão jovem e sadio eu era, comparado a todos aqueles irmãos e irmãs mais idosos, mais pobres e mais doentes, cujos males, tão inequívocos, indisfarçáveis e inexoráveis, saltavam aos olhos. Buscando reconhecimento, me deliciava, a cada passo, com os olhares ou palavras de aprovação, sentindo-me quase curado ou, na pior das hipóteses, infinitamente menos enfermo do que todos aqueles pobres coitados. Sim, se esses hemiplégicos e mancos ainda tinham alguma esperança de cura, se Baden ainda lhes podia ser útil, era forçoso admitir que meu pequeno e incipiente sofrimento ali haveria de sumir como neve no ventilador, e que os médicos acabariam descobrindo em mim um valioso exemplo, um fenômeno assaz gratificante, um pequeno milagre da balneoterapia.

Assim, curtindo ao máximo os prazeres do primeiro dia, entreguei-me às orgias da ingênua autoafirmação, disposto a praticar o bem. Atraído pelas imagens dos colegas banhistas, meus irmãos mais enfermos que surgiam a todo instante, encorajado pela visão de cada aleijado, compadecido com toda cadeira de rodas que passava e impelido à autossatisfação solidária, pus-me a vagar pelas calçadas da confortável, suave e aconchegante ladeira pela qual os hóspedes recém-chegados eram transportados da estação ferroviária até as termas, onde, como nos meandros de um delta, desapareciam nas portarias dos hotéis e balneários. Cheio de esperanças e boas intenções, aproximei-me do Heiligenhof, onde pretendia me hospedar. Tinha agora três ou quatro semanas para submeter-me aos banhos diários, caminhar tanto quanto possível e manter-me distante das tensões e preocupações do dia a dia. Talvez fosse um pouco monótono, como não poderia deixar de ser em um lugar onde a rotina é o oposto da vida agitada e onde alguém como eu, um velho solitário e sobretudo avesso às práticas gregárias e hoteleiras, seria obrigado a enfrentar alguns obstáculos e fazer alguns sacrifícios. Com certeza, porém, esta nova e estranha vida haveria de proporcionar-me, a despeito dos seus traços insípidos e burgueses, algumas boas e excitantes experiências. Quem sabe, depois dos muitos anos de uma solidão campestre e anarquicamente pacífica, de uma vida dedicada ao estudo, não me seria mais do que necessário passar alguns momentos no convívio entre humanos? E o mais importante: além dos obstáculos, além das semanas de terapia que se iniciavam, estava aquele dia em que eu, curado e rejuvenescido, com joelhos e quadris saltitantes, deixaria o hotel, despedindo-me de Baden e subindo, alegremente, aquela mesma rua que leva à estação ferroviária.

(1926)

Lição

Muito ou pouco, meu caro rapaz,
O que se diz, enfim, é mentira pura.
É nas fraldas e depois na sepultura
O que de mais digno a rigor se faz.

Descansando agora entre os ancestrais,
Falando, finalmente sábios e clarividentes,
A pura verdade, rangendo ossos e dentes,
Alguns mentem, pois preferem viver mais.

* * *

Para os temperamentais, os artistas, a década que vai dos quarenta aos cinquenta anos é sempre uma fase crítica, um período de inquietações e frequentes insatisfações, durante o qual muitas vezes sobrevém a dificuldade de contentar-se com a vida e consigo mesmo. Depois, vêm os anos de sossego. Isso eu pude observar não só em mim, mas também em muitas outras pessoas. Assim como é bela a juventude, a época da efervescência e das lutas, a velhice e a maturidade também possuem seus encantos e suas alegrias.

* * *

Aos cinquenta anos, as pessoas vão pouco a pouco deixando de cometer algumas tolices; conquistando a fama e a honestidade, começam a olhar para trás, encarando as próprias vidas com imparcialidade. Aprendem a esperar, a calar e a ouvir, e quanto mais essas valiosas dádivas tiverem de ser obtidas à custa de enfermidades e debilidades, tanto mais lucrativa parecer-lhes-á a aquisição.

O homem de cinquenta anos

Do berço ao hospital,
São cinquenta anos e tal.
A morte vem sem demora.
Ficamos bêbados e imbecis,
Brutos, descuidados e vis,
E os cabelos vão-se embora.
Os dentes também se vão,
E em vez do prazer de amar,
De mocinhas abraçar,
Um Goethe é a melhor opção.

Mas antes do fim, mais uma vez,
Quero ainda uma delas apalpar,
De olhos claros e tranças loirinhas.
Tomá-la nos braços, com avidez,
Sua boca, seus seios e faces beijar,
Despindo-lhe a saia e as calcinhas.
Depois, em nome de Deus, amém,
Pode a morte me levar, também.

* * *

A gente morre aos pouquinhos, com perversa lentidão: cada dente, osso ou músculo se despede à sua moda, como se fosse um particular amigo.

* * *

Acabou a mocidade,
A saúde foi embora.
A reflexão tem agora
A prioridade.

* * *

Desejo a morte, mas não quero que seja precoce e imatura. Em todos os meus anseios por maturidade e sabedoria, ainda guardo uma profunda e irredutível paixão pelas doces e alegres tolices da vida. O problema, caro amigo, é que queremos as duas a um só tempo — provecta sabedoria e casta ingenuidade! Queremos sempre e mais caminhar e tropeçar com uma e outra, pois são ambas deliciosas.

* * *

Frequentemente me surpreendo ao ver com que tenacidade a nossa natureza se apega à vida. Dóceis, e ainda que a contragosto, nos acostumamos a situações que ontem mesmo nos pareciam totalmente insuportáveis.

* * *

Suportar a dor, quando prolongada, é certamente uma coisa das mais difíceis. As naturezas heroicas se protegem contra a dor, tentam enganá-la e cerram os dentes à moda do estoicismo romano, mas, por mais bela que seja tal atitude, ainda tendemos a duvidar da autenticidade na superação da dor. Quanto a mim, a melhor maneira de superar a dor intensa é não me opor, e sim a ela ceder, como alguém que se deixa levar pelo êxtase ou pela aventura.

Velhice

A velhice é assim: o outrora feliz
É agora penoso. A fonte a turvar,
Nem mesmo a dor tem mais raiz —
Só resta o consolo: vai logo passar.

O que antes combatíamos com emoção,
Dependência, fardo e dever imposto,
Transformou-se em consolo e proteção.
Melhor seriam trabalho diário e desgosto.

O conforto burguês, porém, não demora,
A alma tem sede de voar, de asas agitadas,
Percebe a morte além do Eu e do agora,
E a respira bem fundo, em ávidas golfadas.

Reencontro com Nina

Toda vez que volto, após meses de ausência, para a minha montanha, no Tessin, sinto-me surpreso e comovido com sua beleza, pois não se trata apenas de um retorno ao lar, e sim de um transplante que requer a readaptação das raízes, o recoser dos tecidos rompidos, o reencontro de hábitos e a busca, aqui e acolá, do contato com o passado e a terra natal, antes que novamente se inicie a vida campestre sulina. Não se trata apenas de desfazer as malas, calçar as botas e separar os trajes para o verão; é preciso, também, verificar se choveu muito dentro do quarto, durante o inverno, e se os vizinhos ainda vivem; é mister saber o que mudou por aqui nos últimos seis meses, quantos passos avançou o processo que pouco a pouco invade até esta querida região, despindo-a da sua há muito preservada inocência e cobrindo-a com as bênçãos da civilização. Certo é que mais uma encosta foi sumariamente desmatada, nos grotões inferiores, e uma nova mansão está sendo construída; em nossa rua, uma das curvas foi alargada, dizimando por completo um antigo e fascinante jardim. Em toda a nossa região, as últimas repartições dos correios a cavalo foram extintas e substituídas por uma frota motorizada, porém os novos veículos são demasiado grandes para os antigos e estreitos becos. Portanto, nunca mais verei o velho Piero e seus dois garbosos cavalos; nunca mais o observarei ao longe, em seu uniforme azul de postilhão, descendo a montanha no coche amarelo e barulhento; nunca mais o convencerei a fazer uma pausa extraoficial para uma taça de vinho e um dedo de prosa no Grotto del Pace. Ah, e nunca mais poderei me sentar na encantadora orla da floresta situada logo acima de Liguno, meu lugar predileto para a pintura; um desconhecido comprou e cercou a mata e seus arredores, e onde antes havia um freixal, agora está sendo construída sua garagem.

Em compensação, a grama viceja sob o antigo frescor das videiras, enquanto os lagartos verdes e azulados se escondem entre as folhas mortas, e a floresta, enfeitada com o azul e branco de sempre-vivas, anêmonas e morangueiros, cobre, com seus galhos mais verdes, tenros e delicados, as margens do lago a seus pés...

Mais uma vez, tenho pela frente um verão e um outono inteiros, assim como a esperança de alguns meses de boa vida, de longos dias ao ar livre, longe da gota, brincando com meus pincéis, desfrutando uma existência mais alegre e inocente do que a permitida no inverno e na cidade. Os anos passam com rapidez — as crianças descalças que eu via, há muitos anos, quando me mudei para esta aldeia, indo para a escola, estão hoje casadas ou se encontram em Lugano ou Milão, atrás de um balcão de loja ou de uma máquina de escrever; entrementes, os idosos daquela época, os anciãos da aldeia, já morreram.

Lembro-me, então, de Nina. Será que ainda vive? Santo Deus, como pude esquecê-la! Nina é minha amiga, uma das poucas e boas amigas que tenho nas redondezas. Tem 78 anos e mora em uma das menores e mais afastadas aldeias locais, onde a brisa dos novos tempos ainda não conseguiu chegar. O caminho até lá é íngreme e acidentado; ao sol, tenho de atravessar a montanha, subindo e descendo algumas centenas de metros. Ponho-me logo a caminho, subindo através dos vinhedos e da floresta; depois de cruzar um pequeno e verdejante colo, começo a descida abrupta pelas encostas, cobertas de ciclamens, no verão, ou de ranúnculos, no inverno. Chegando à aldeia, pergunto à primeira criança que encontro o que é feito da velha Nina. Ah, me respondem, continua sentada no muro da igreja, todas as noites, cheirando rapé. Satisfeito, sigo adiante. Então ela ainda está viva, ainda não a perdi, e vai gostar de me ver, apesar dos resmungos e queixumes. Novamente, porém, terei a visão do mais perfeito exemplo de um ser humano senil e solitário, que suporta a idade, a gota, a pobreza e o isolamento com tenacidade e sem perder a alegria, que não adula ninguém, que despreza o mundo e jamais se curva diante dele, absolutamente disposto a abrir mão, até o último minuto, da companhia de um padre ou médico.

Caminhando pela estrada ensolarada, passo defronte da capela, à sombra da escura e ancestral muralha que acompanha o sopé da montanha, persistente e sinuosa, que ignora o tempo, que não conhece outro amanhã além do eterno renascer do sol, que não conhece outra mudança além das estações do ano. Há décadas e décadas, há séculos e séculos. Um dia, esta velha muralha também cairá, seus lindos, sombrios e anti-higiênicos becos serão remodelados, incorporando cimento, metal, água corrente, higiene, equipamentos sonoros e outros bens culturais; sobre os ossos da velha Nina, veremos a construção de um hotel com cardápio francês ou da residência de verão de um berlinense. Bem, por ora ela ainda está lá; transpondo um portal de pedra elevado, subo os tortuosos degraus que terminam na cozinha da minha amiga Nina. Como de costume, tudo cheira a rocha e umidade, a ferrugem e café, a fumo de lenha verde; diante da enorme lareira, sentada em seu banquinho sobre o chão de pedra, a velha Nina arruma os cavacos recém-acesos, espantando a fumaça que lhe enche os olhos de lágrimas, e sobre eles coloca, com as mãos queimadas de sol e enrijecidas pela gota, o restante da lenha.

— Olá, Nina, bom dia! Será que você ainda se lembra de mim?

— *Oh, signor poeta, caro amico, son content di rivederla!*

Contra a minha vontade, ela se levanta, mas custa a fazê-lo, pois as juntas emperradas mal a permitem. Na mão esquerda, segura a caixinha de madeira contendo rapé; uma echarpe de lã preta cobre-lhe o peito e as costas. No belo rosto envelhecido e adunco de ave de rapina, os olhos inteligentes e argutos têm um ar tristonho e zombeteiro. Encara-me sorridente e amistosa. Conhece *O lobo da estepe*, sabe que sou mesmo um *signore* e um artista, mas que já não valho lá grande coisa, que perambulo sozinho por Tessin e que tenho tão pouca sorte quanto ela própria, embora ambos desejem o oposto, com todo o fervor. Só lamento, Nina, que você tenha nascido quarenta anos antes de mim. É uma pena! Não a considero propriamente bela; para muitos, você mais parece uma bruxa, com olhos vermelhos, juntas encarquilhadas, mãos sujas e narinas cheias de rapé. Sobre o rosto aquilino e enrugado, no entanto, que nariz! Que postura, quando se levanta e mostra toda a sua esguia altura! Como é inteligente, orgulhoso e atrevido, mas não maldoso, o olhar que emana de seus lindos, amendoados, sinceros e intrépidos olhos! Que bela jovem, que mulher castiça, audaz e formosa deve ter sido a hoje grisalha Nina! Nina me faz lembrar os verões passados, os meus amigos, a minha irmã e a minha amada, que todos conhecem. Enquanto isso, de olho na chaleira, ela vê a água ferver, despeja sobre ela o pó acumulado na gaveta do moedor, me estende uma xícara e me convida a cheirar rapé; só então nos sentamos ao fogo, tomando o café, cuspindo nas brasas, contando histórias e fazendo perguntas, até que aos poucos nos calamos, entre comentários esparsos acerca da gota, do inverno e das incertezas da vida.

— A gota! A gota é uma puta, uma maldita puta! *Sporca puttana!* Que o diabo a carregue! Que se dane. Temos mesmo é que maldizê-la! Estou feliz por você ter vindo, muito feliz. Continuamos amigos. Quando a gente envelhece, os amigos desaparecem. Tenho agora 78 anos.

Com muito esforço, levanta-se novamente e entra no quarto ao lado, onde guarda, sobre um espelho, algumas fotografias desbotadas. Sei que está à procura de um presente para mim. Não o encontra, e me oferece, como lembrança da visita, uma antiga foto. Quando me recuso a aceitá-la, diz-me que eu deveria, pelo menos, cheirar mais um pouco de rapé.

A cozinha enfumaçada da minha amiga não é das mais limpas e carece, sobretudo, de higiene; o chão é todo cuspido, a palha da cadeira pende ao redor de um buraco e muito poucos de vocês, meus leitores, teriam coragem de tomar um café daquele velho bule de alumínio, enegrecido pela fuligem, cheio de restos de cinzas e em cujas bordas o líquido derramado já criou uma crosta indelével. Aqui se vive longe do mundo e do tempo atuais, de forma um tanto rústica e sórdida, decadente e anti-higiênica, porém junto da mata e da montanha, no meio de cabras e galinhas (que passam o dia na cozinha, cacarejando e ciscando), entre bruxas e contos de fadas. O café do velho bule tem um excelente sabor, é um café preto bem forte, levemente aromatizado e com um gosto amargo de fumo e lenha. Apreciar o café lado a lado, xingando, trocando palavras carinhosas e admirando as velhas e destemidas feições de Nina, é algo para mim infinitamente mais interessante do que uma dúzia de convites para chás dançantes ou outras tantas noites de tertúlias literárias em rodas de intelectuais famosos — embora não se possa negar o valor relativo de tais atividades.

Lá fora, o sol já se põe. O gato de Nina volta para casa e se acomoda em seu colo. No ambiente mais aquecido, as chamas iluminam as paredes de pedra caiadas. Quão frio, quão terrivelmente frio deve ter sido o inverno no interior daquela caverna distante e vazia, sem nada além do tímido fogo de uma lareira, habitada apenas por uma velha e solitária senhora, consumida pela gota e limitada à companhia de um gato e três galinhas.

Nina enxota o gato e fica outra vez de pé. No lusco-fusco, seu vulto alto e esguio se projeta como um fantasma; sobre o rosto magro e ossudo, uma mecha de cabelos brancos esconde o olhar penetrante da ave de rapina. Não permite que eu vá embora. Convidou-me para fazer-lhe companhia por mais uma hora, e vai agora buscar o pão e o vinho.

(1927)

Na velhice

É fácil ser jovem e praticar o bem,
De todo mal se afastar;
Mas sorrir, quem coração não tem,
É coisa para se estudar.

Os que o fazem não são idosos,
Ainda têm muita lenha a queimar
E com seus punhos vigorosos,
Podem os polos do mundo juntar.

Ao ver a morte à espreita,
Não convém ficar parado.
Há que ir a seu encontro,
Há que jogá-la pro lado.

A morte não está aqui nem lá,
Está em todo caminho a seguir.
Está em você e em mim está,
Logo que a vida começa a existir.

* * *

As pessoas jovens que não conseguimos imaginar como velhos são justamente aquelas que têm a melhor velhice.

* * *

O fato de as pessoas jovens gostarem de se exibir um pouco, adotando atitudes que os velhos jamais poderiam acompanhar, não é, afinal, insuportável. A coisa só degenera no malfadado momento em que o velho, o fraco, o conservador, o careca, o adepto da moda antiga encara o assunto em termos pessoais e começa a dizer: "Tenho certeza de que eles só fazem isso para me irritar!" A partir desse momento, a situação se torna insuportável, e aquele que assim pensa está perdido.

* * *

Nunca simpatizei com qualquer forma de destaque ou ordenamento da juventude; velho e jovem são condições que só se aplicam a um pequeno grupo de pessoas. Os seres humanos capazes e diferenciados se apresentam ora velhos, ora jovens, do mesmo modo como se sentem ora alegres, ora tristes. Aos mais velhos cabe lidar com a própria capacidade afetiva de maneira mais franca, divertida, hábil e benévola, assim como fazem os jovens. Os velhos sempre acham que os jovens são precoces, mas adoram imitar-lhes os gestos e hábitos, mostrando-se igualmente fanáticos, injustos, exclusivistas e sensíveis. A velhice não é pior do que a juventude, assim como Lao-tsé não é pior do que Buda, e azul não é pior do que vermelho. O velho só é medíocre quando tenta se passar por jovem.

* * *

O que me repugna, há décadas, é a mera idolatria ao jovem e à juventude, algo parecido com o que hoje acontece na América, e mais ainda a instituição da juventude como estado, categoria ou "movimento".

* * *

Sou um homem velho e gosto dos jovens, mas estaria mentindo se dissesse que tenho por eles um especial interesse. Para os idosos, principalmente na época de grandes provações em que vivemos, só há uma questão relevante: a da alma, da fé, do sentido da vida, da devoção; a que vale a pena, que é capaz de superar o sofrimento e a morte. Superar o sofrimento e a morte é tarefa da velhice, enquanto o entusiasmo, o arrojo e a agitação constituem partes do temperamento da juventude. Ambas podem ser amigas, mas falam idiomas diferentes.

* * *

A história universal é construída, basicamente, por uma gente jovem e primitiva que se encarrega de lhe dar impulso e aceleração, no sentido das palavras um tanto teatrais de Nietzsche, ao dizer que "quem quer cair merece ser empurrado". (Ele próprio um ser altamente sensível, jamais foi capaz de dar semelhante empurrão em um velho, em um doente ou mesmo em um animal.) Entretanto, para que a história tenha também seus hiatos de paz, mantendo-se em níveis suportáveis, é preciso que haja sempre uma força contrária, de ação retardadora e conservadora, a ser exercida pelos mais velhos e dedicados. Ainda que o ser humano que imaginamos e desejamos venha a trilhar outros caminhos diferentes dos nossos, transformando-se em besta ou formiga, nossa missão continua sendo retardar o máximo possível esse processo. Ainda que de forma inconsciente, as forças que militam ao redor do mundo conseguem até validar essa tendência oposta, na medida em que — por mais acanhadas que sejam — preservam, a par da corrida armamentista e dos alto-falantes da propaganda, suas atividades culturais.

Esboço

Ao vento frio do outono, estala o junco seco,
Encanecido ao anoitecer;
Terra adentro, os salgueiros se curvam, a ranger.

Solitário, um velho homem passeia na praia,
Sentindo nos cabelos o vento, a noite e a
Neve iminente.
Da margem escura, vê as luzes do outro lado,
Onde, entre o céu e as nuvens, uma faixa
De praia distante ainda brilha, aquecida ao sol:
Margem dourada, de alegres sonhos e poesias.

Com o olhar fixo no cenário iluminado,
Ele pensa na terra natal, nos bons tempos,
Vendo o ouro empalidecer e o fulgor se apagar.
E então caminha, se afastando
Lentamente dos salgueiros, terra adentro.

* * *

A paixão é bela e quase sempre cai muito bem aos jovens. Os velhos prestam-se mais ao bom humor, ao riso, à irreverência, à transposição do mundo para uma tela e à percepção das coisas como a efêmera dança das nuvens ao entardecer.

* * *

Envelhecer não é simplesmente enfraquecer e murchar. Como os demais estágios da vida, a velhice tem os próprios valores, tem magia, tristeza e sabedoria próprias. Em outros tempos de relativa florescência cultural, creditava-se à velhice, com toda a razão, certo respeito, hoje reivindicado pela juventude. Não devemos levar os jovens a mal, mas também não queremos que nos impinjam a ideia de que os velhos de nada valem.

* * *

Envelhecer é um processo natural, e um homem de 65 ou 75 anos que não queira ser mais jovem é tão sadio e normal quanto um de trinta ou cinquenta. Infelizmente, porém, nem sempre nos sentimos satisfeitos com a nossa idade; muitas vezes querendo, no íntimo, a ela se antecipar, acabamos quase sempre ficando aquém dela. Nesse caso, a mente amadurece menos do que o corpo, se defende contra suas manifestações naturais e passa a exigir de si mesma algo que não é capaz de fazer.

* * *

Com a maturidade, nos tornamos cada vez mais jovens. Isso também acontece comigo, embora não queira dizer muito, uma vez que, no fundo, sempre tive a mesma disposição da mocidade, encarando a idade adulta e a velhice como uma espécie de comédia.

* * *

Quem envelheceu e tem consciência disso pode notar que, apesar da redução do vigor e da potência, ainda existe uma vida tardia, capaz, enquanto houver memória ativa, de a cada ano ampliar e diversificar sua inesgotável rede de contatos e interdependências, na qual nada de transitório e passado se perde.

Folha murcha

Todo fruto já foi botão,
Toda noite já foi dia.
O eterno aqui nada cria
Além da fuga e da mutação.

Até o mais lindo verão pressente,
Um dia, o outono e o murchar.
Espera, ó folha, quieta e paciente,
Que os ventos te venham levar.

Faz tua parte, não importa,
Deixa só acontecer.
Deixa o vento que te corta
Para casa te varrer.

[Harmonia entre movimento e repouso]

Para a maioria das pessoas idosas, a primavera não é uma boa época. Para mim, foi um grande incômodo. As pomadas e injeções prescritas pelos médicos pouco ajudaram, as dores brotaram com o vigor das flores-do-campo e as noites foram difíceis de suportar. Durante o dia, entretanto, as poucas horas que pude ter ao ar livre se traduziram em pausas para distração e entrega ao milagre da primavera, às vezes momentos de encanto e revelação que qualquer um gostaria de capturar, se lhe fosse possível fazê-lo, se tais milagres e revelações pudessem ser descritos e contados. São experiências repentinas, com duração de segundos ou minutos, durante as quais um processo vital da natureza nos atrai e a nós se revela. A quem já atingiu uma certa idade ocorre, então, que a vida inteira — alegrias e sofrimentos, paixões e descobertas, amizades e namoros, livros, música, viagens e trabalho — não passou de um longo desvio para chegar à maturidade daquele instante, no qual Deus se apresenta como paisagem, árvore, flor ou fisionomia humana, no qual se encontram o sentido e o valor de tudo o que existe e acontece. Com efeito, todos nós provavelmente já vimos, na juventude, uma árvore florida, uma formação de nuvens ou uma violenta tempestade e apreciamos essas coisas. Na experiência que imagino, todavia, a percepção de Deus, do mistério e da alma nas pequenas manifestações da natureza, sintetizando a conjunção dos opostos e a suprema unidade, requer uma idade avançada, uma infinita soma de visões, vivências, ideias, sensações e angústias, certa acomodação dos impulsos vitais, certa debilidade, certa proximidade da morte. É bem verdade que os jovens também podem vivenciar tudo isso, porém muito raramente e sem aquela unidade de impressões e ideias, sensualidade e espiritualidade, atração e consciência.

Ainda na secura da primavera, antes da chegada das chuvas e dos sucessivos dias de trovoadas, muitas vezes me detive em um recanto do meu vinhedo, um pedaço de terreno ainda não plantado, onde, naquela época, costumava queimar gravetos e folhas secas. Ali, junto da sebe de espinheiros que cerca o quintal, nascera, há muitos anos, uma faia; no princípio, um simples arbusto brotado das sementes trazidas da mata pelo vento. Durante muito tempo, deixei-o crescer em caráter provisório e de má vontade, pois sentia pena do espinheiro. Certo dia, então, a pequenina e resistente faia me pareceu tão linda, que resolvi adotá-la definitivamente. Agora, é uma robusta árvore de pequeno porte, pela qual tenho hoje uma dupla afeição, haja vista que a velha e majestosa faia, minha árvore preferida em toda a floresta vizinha, acaba de ser abatida; como as ruínas de uma colunata, os pedaços maciços e pesados do tronco serrado continuam caídos ao redor das raízes. É muito provável que minha arbúscula seja um rebento daquela faia.

A persistência da pequena faia em conservar suas folhas é algo que sempre me alegra e impressiona. Quando as outras espécies já desfolharam, ela ainda mantém a roupagem de folhas murchas, resistente aos meses de dezembro, janeiro e fevereiro; os ventos a curvam, a neve a cobre e depois escorre, gotejante; ressequidas, as folhas antes castanho-escuras vão se tornando mais claras, tênues e sedosas, mas a árvore não as deixa cair, pois têm de proteger os novos brotos. Então, num dia qualquer, a cada primavera mais tardiamente do que o esperado, a árvore se transforma, perdendo a antiga folhagem e deixando à mostra os jovens e tenros botões orvalhados. Dessa vez, fui testemunha da mutação. Aconteceu numa tarde, em meados de abril, logo após a chuva ter deixado a paisagem verde e úmida; neste ano, eu ainda não ouvira o canto do cuco nem avistara sequer um narciso nos campos. Dias atrás, ali estivera sob um intenso vento norte, tremendo de frio, com a gola do casaco levantada, observando, admirado, a indiferença da faia pelos ventos que a açoitavam, perdendo apenas uma ou outra folhinha; pertinaz e corajosa, firme e arrogante, preservava sua antiga e desbotada folhagem.

Naquela tarde de mormaço e calmaria, enquanto punha os gravetos no fogo, vi acontecer o milagre: senti no rosto a leve aragem, não mais do que um sopro; às centenas, aos milhares, as folhas até então poupadas se foram, leves, dóceis e silenciosas, cansadas de tanta perseverança, altivez e coragem. Após cinco ou seis meses de resistência, em poucos minutos sucumbiram ao nada, a um leve toque, pois tinha chegado a hora, a reação não era mais necessária. Sem luta, caíram de mansinho, oscilantes, alegres e maduras. A brisa era muito fraca para levar consigo tão pequenas e delicadas folhas, e assim, como chuva branda, as depositou sobre o solo, cobrindo o caminho e a grama aos pés da árvore cujos brotos, verdejantes, já despontavam. O que a mim se revelava naquele repentino e comovente espetáculo?

Era a morte, a morte ligeira e dócil das folhas de inverno? Era a vida, a eufórica imposição da juventude dos brotos em repentino anseio por espaço? Era alegria ou era tristeza? Era uma advertência a mim, ao velho, indicando a hora de flutuar e cair, de deixar o caminho livre para os mais jovens e fortes? Ou era um desafio, um convite a seguir o exemplo das folhas da faia, mantendo-se de pé pelo maior tempo possível, oferecendo a máxima resistência, buscando apoio e proteção até o momento certo, até a serena e breve despedida? Não, não era nada disso. Como em qualquer visão, era o descortino da grandeza e da eternidade, da junção dos opostos, da sua fusão no calor da realidade; não significava nada e de nada advertia; significava tudo, significava o mistério da existência, e era belo, era a alegria, o propósito, a dádiva e a descoberta do observador, como é Bach para os ouvidos e Cézanne para os olhos. Os nomes e as interpretações anteriores não fizeram parte da experiência, só me ocorreram mais tarde; a experiência, em si, foi apenas o fenômeno, o milagre, o mistério, igualmente belo e solene, mágico e inexorável.

Nesse mesmo lugar, junto da cerca de espinheiros ao pé da faia, após o mundo ter adquirido um verde exuberante e a mata ao redor ter ecoado, no domingo de Páscoa, o primeiro canto do cuco, num daqueles dias instáveis, quentes, úmidos e agitados pelo vento que precede as tempestades, anunciando o salto da primavera para o verão, o grande mistério a mim se revelou em uma outra e não menos simbólica experiência visual. No céu carregado, mas que ainda permitia ao sol derramar seus raios brilhantes sobre o verde que germinava no vale, as nuvens armavam um grande espetáculo, enquanto o vento parecia soprar de todas as direções, ainda que predominando de sul para norte. Inquietações e paixões produziam uma atmosfera de alta tensão. No meio do palco, meu olhar subitamente se deteve, mais uma vez atraído por uma árvore, uma jovem e bela árvore, um álamo de folhas novas, no jardim do vizinho. Tal qual um foguete, projetando sobre o céu, oscilante e elástica, a pontiaguda copa se fechava como um cipreste, nas pausas do vento, ou agitava, a cada nova rajada, suas centenas de galhos finos e levemente entrelaçados. A balançar de um lado para outro, a copa da linda árvore exibia sua folhagem viçosa e murmurante, orgulhosa da própria força e da tenra idade, em movimentos suaves e expressivos, como o fiel de uma balança, ora cedendo ao peso, ora teimando em voltar ao prumo (só bem mais tarde me ocorreu que já observara com atenção, décadas atrás, em um galho de pessegueiro, aquele mesmo jogo, que descrevi no poema "Der Blütenzweig"*).

Alegres e destemidos, quiçá maliciosos, os galhos e as folhas do álamo se curvaram às fortes rajadas de vento frio, e tudo o que sua delgada copa cantou e desenhou nos céus, naqueles dias tempestuosos, foi tão belo quanto perfeito, tão sereno quanto nobre, tão real quanto o sofrimento, tão divertido quanto o destino, encerrando, uma vez mais, todos os opostos e oponentes. O vento não foi o mais forte e o vencedor, por ter sacudido e curvado a árvore, assim como a árvore não foi a mais forte e a vencedora, por ter voltado a prumo, rápida, elástica e triunfante, depois de cada rajada; vencedor foi o jogo entre ambos, a harmonia entre movimento e repouso, entre os poderes terrenos e celestiais. A interminável e pantomímica dança da copa na tempestade foi apenas uma imagem, uma revelação dos mistérios do mundo além da força e da fraqueza, do bem e do mal, dos atos e dos sofrimentos. Nela pude perceber, por um momento fugaz, por

---

* "O galho em flor", na tradução literal. (*N. do T.*)

uma breve eternidade, a mais pura e perfeita demonstração do oculto e do misterioso, mais pura e perfeita do que a leitura de Anaxágoras ou Lao-tsé. Neste caso, também me pareceu que para enxergar aquela imagem e decifrar aquela escrita não seria necessário contar apenas com a dádiva de um dia de primavera, mas também com os caminhos e descaminhos, com os erros e acertos, com as alegrias e tristezas de muitos anos e décadas. Destarte, percebi que meu querido álamo, responsável por tão bela visão, não passava de uma criança inexperiente e ignorante, que ainda teria de sobreviver a muitas geadas e nevascas, de resistir a muitas tempestades, de ser atingido e ferido por muitos raios, antes de ser capaz de ver e ouvir, de cobiçar o grande mistério.

(De *Aprilbrief*,* 1952)

---

* *Carta de abril*, na tradução literal. (*N. do T.*)

Sol de março

Inebriada do calor de outrora,
Uma borboleta flutua ao vento.
Sentado à janela, repousa agora
Um velho encurvado e lento.

Entre as folhagens da primavera
Cantando, um dia se mudou.
De muitas estradas o pó da terra
Sobre os cabelos lhe passou.

Até a árvore a florescer
E as borboletas, das amarelas,
Parecem quase não envelhecer,
Parecem ser de ontem aquelas.

O colorido e os odores, porém,
São mais fracos e sem expressão,
Luz e ar são mais frios, também
Mais pesada e difícil a respiração.

Da colmeia primaveril,
Brotam as canções, encantadas.
No céu de branco e anil,
Borboletas revoam, douradas.

Sobre a velhice

A velhice é uma etapa da nossa vida que tem, como todas as demais, aparências específicas, atmosferas e temperaturas próprias, prazeres e necessidades peculiares. Assim como todos os nossos irmãos mais novos, nós, os velhos de cabelos brancos, também temos uma tarefa que dá sentido à nossa existência. O doente terminal e moribundo que em seu leito mal consegue ouvir um apelo do lado de cá do mundo também tem sua missão, algo de importante e necessário a ser feito. Ser velho é uma tarefa tão bela e sagrada quanto ser jovem, da mesma forma que aprender a morrer e saber morrer são atributos tão valiosos quanto quaisquer outros, desde que os encaremos com o devido respeito pelo significado e pela santidade da vida. O velho que odeia e teme a velhice, os cabelos brancos e a proximidade da morte é tão indigno de representar sua categoria quanto o ser jovem e vigoroso que odeia a própria profissão e sua atividade diária, delas tentando esquivar-se.

Resumindo: para dar sentido à velhice e fazer jus à tarefa nela contida, é preciso concordar com ela e dizer sim a tudo o que a ela diz respeito. Sem este sim, sem essa entrega ao que a natureza de nós exige, nossos dias — sejamos velhos ou jovens — não têm valor nem sentido, e passamos a enganar a vida.

Qualquer pessoa sabe que a velhice traz consigo muitos incômodos e tem no seu fim a morte. Cada ano que passa exige sacrifício e renúncia, e é preciso aprender a duvidar dos próprios sentidos e forças. O caminho que pouco antes era um simples passeio torna-se longo e cansativo; um dia, não conseguimos mais percorrê-lo. Somos obrigados a abrir mão dos pratos que saboreamos a vida inteira. As satisfações e os prazeres corporais se tornam cada vez mais raros e por eles temos de pagar um preço cada vez mais alto. E há também os achaques e as doenças, a deterioração dos sentidos, a debilidade dos órgãos e as dores, principalmente durante as frequentes e longas noites de insônia — nada disso podemos ignorar, pois são partes da dura realidade. Pobre e triste, no entanto, é aquele que se entrega por inteiro a esse processo degenerativo, sem ver que a velhice também tem seu lado bom, suas vantagens, seus consolos e suas alegrias. Dois velhos que se encontram não deveriam falar apenas da maldita gota, das articulações enrijecidas ou da falta de ar ao subir escada; não deveriam trocar impressões somente acerca de seus males e aborrecimentos, mas também sobre seus mais alegres e confortadores conhecimentos e experiências, que são muitos.

Quando penso neste lado belo e positivo da vida na velhice e me lembro de que nós, os encanecidos, também possuímos fontes de força, paciência e alegria que não têm qualquer importância na vida dos jovens, sinto-me desobrigado de falar sobre os consolos proporcionados pela religião e pela igreja. Isso é assunto para os padres. No entanto, posso nomear, agradecido, algumas das dádivas que a velhice nos concede. A que mais aprecio, dentre todas, é o acervo de imagens que guardamos na memória após uma longa vida e que, com o declínio da atividade, passamos a enxergar de uma forma nunca antes imaginada. Silhuetas e perfis de pessoas que já se foram há sessenta ou setenta anos continuam vivas para nós, nos pertencem, nos fazem companhia e nos olham com olhos de vivos. Casas, jardins e cidades que nesse ínterim desapareceram ou sofreram grandes mudanças nos parecem exatamente como outrora; montanhas e praias que décadas atrás admirávamos durante as viagens continuam frescas e coloridas em nosso álbum de fotografias. A visão, a observação e a contemplação se transformam cada vez mais em hábitos e exercícios; sem que o percebamos, a atitude e o interesse do espectador passam a dominar todo o nosso comportamento. Como a maioria das pessoas, somos perseguidos por desejos, sonhos, apetites e paixões; arrebatados, impacientes, tensos e esperançosos ao longo de anos e décadas, somos fortemente estimulados por realizações e decepções. Hoje, porém, folheando calmamente o grande álbum de nossa vida, nos surpreendemos ao ver quão belo e bom pode ser escapar da perseguição e do incitamento, aderindo à *vita contemplativa*.

Aqui, no jardim dos velhos, brotam muitas flores que outrora nunca nos preocupamos em cuidar. Há, por exemplo, as flores da paciência, uma erva nobre, que nos torna mais tranquilos e indulgentes, e quanto menores os nossos anseios por ação e participação, maior nossa capacidade de ver e ouvir a natureza e o próximo.

(1952)

Chuva de outono

Ó chuva, chuva de outono,
Véu cinzento a cobrir as montanhas,
Folhas cansadas das árvores a cair!
Olhando pela janela embaçada,
O ano doente reluta em se despedir.
Sentindo frio no casaco molhado,
Tu vais à rua. Na orla da mata
Coberta de folhas desbotadas,
Sapos e lagartos se embebedam.
Descendo a ladeira,
A água corre e murmura sem parar,
Empoça na grama, sob a figueira,
Formando pacientes lagos.
Da torre da igreja, no vale,
Escorre o tom hesitante e cansado
Dos sinos que dobram por alguém da aldeia
Que vai ser enterrado.

Tu, meu caro, tens saudade,
Não do vizinho defunto,
Não mais da alegria do verão,
Mas sim do vigor da mocidade!
Tudo perdura na memória sagrada,
Guardado em palavras, imagens, canções,
Sempre pronto para festejar a volta
Com roupagem mais nobre e renovada.
Auxílios que guardas, ajudas serão,
Como flores que abrem,
Em fiel alegria, o teu coração.

* * *

A velhice tem muitos males, mas tem também seus benefícios, e um deles é aquela camada protetora, feita de esquecimento, cansaço e afeição, que se cria entre nós e nossos problemas e nossas mágoas. Pode ser preguiça, esclerose ou simples desinteresse, mas também pode ser algo um pouquinho diferente que brota em momentos de luz, como serenidade, paciência, humor, sublime sabedoria e Tao.

* * *

A velhice nos faz desprezar muitas coisas. Quando um velho balança a cabeça ou balbucia algumas palavras, alguns veem nisso uma manifestação de sabedoria; outros, simplesmente esclerose. Se esse comportamento diante do mundo é de fato produto do conhecimento e da experiência, ou apenas consequência de uma disfunção circulatória, é algo que ninguém sabe, nem mesmo o idoso.

* * *

Somente na velhice conseguimos ver a raridade do que é belo e o verdadeiro milagre que ocorre quando entre fábricas e canhões também vicejam flores, e entre jornais e papéis da bolsa ainda há poesias.

* * *

Para vocês, os jovens, o que realmente importa é a própria existência, a procura e a paixão. Para os velhos, a busca terá sido um engano, e a vida, um fracasso, se não tiverem encontrado algo de objetivo, algo além de si e de suas preocupações, algo indispensável ou divino para adorar, algo a servir e cuja única finalidade seja a de dar sentido à própria vida...

O jovem tem uma necessidade: poder levar a sério a própria pessoa. A necessidade do velho consiste em poder sacrificar-se, pois acima dele existe algo que leva a sério. Não gosto de formular dogmas, mas de uma coisa tenho certeza: a vida espiritual tem de transcorrer entre esses dois polos, pois existir é missão, ânsia e dever do jovem, enquanto a tarefa do ser humano maduro é doar-se, ou, como outrora diziam os místicos alemães, "não ser". Para que possamos oferecer em sacrifício essa personalidade, é preciso que antes tenhamos sido um ser completo, uma personalidade autêntica, que sofreu as dores desta própria individualidade.

Dia cinzento de inverno

É um dia de inverno cinzento,
Frio e sem luz, também,
Um velho a evitar, rabugento,
Que fale com ele alguém.

Ouve o rio, jovem, passante
Cheio de pressa e paixão;
Parece-lhe inútil e petulante,
Aquela impaciente tensão.

Aperta os olhos, zombeteiro,
A poupar inda mais luz do céu,
Pondo-se a nevar, sorrateiro,
Cobrindo o rosto com um véu.

O sono ancião estorva
A gaivota a gritar,
E na desfolhada sorva
Os melros a brigar.

Todo o estardalhaço dele se ri,
Ri de tanta presunção;
Portanto, vai nevar só para si,
Até chegar a escuridão.

* * *

Não nos cabe preservar ou copiar o passado, mas tão somente desfrutar o novo, agregando-lhe nossas forças, sempre dispostos a mudar. Nesse caso, a tristeza, vista como o apego às derrotas, nada traz de bom para a verdadeira existência.

* * *

À entrada de um novo espaço vital, o átrio da velhice, um velho vos deseja os dons que a vida tem a nos oferecer nessa etapa: maior independência da opinião alheia, maior tranquilidade, insensibilidade às paixões e imortal devoção ao eterno.

Menino

Quando me põem de castigo,
Fico de bico calado,
Choro no travesseiro amigo
E acordo revigorado.

Quando me põem de castigo,
O menino hão de chamar;
Mas chorar não é mais comigo,
Vou pra cama, rir e sonhar.

Gente grande morre,
Morrem o avô e o tio,
E eu, eu vou ficando
Anos e anos a fio.

* * *

A vida que decidi levar devia ser transcendente, uma progressão de degrau em degrau, percorrendo e deixando para trás um espaço após o outro, assim como a música composta, ensaiada, concluída e apresentada de tema em tema, de compasso em compasso, sem nunca cansar ou adormecer, sempre acordada e atual. No contexto das experiências ligadas ao despertar, observei que tais degraus e espaços existem e que, em cada um deles, os momentos finais de uma etapa da vida assumem uma coloração desbotada e moribunda, que então dá lugar a um novo compartimento, ao despertar, a um novo início.

Degraus

Como todo botão que murcha e toda juventude
Que à velhice cede, cada etapa da vida é um botão,
Toda sabedoria floresce e também toda virtude,
A tempo, sem durar eternamente.
A cada chamada da vida, há que estar o coração
Pronto para a despedida e o recomeçar,
Para então, corajosa e alegremente,
A outras e novas ligações se render.
Cada início tem um encanto a mostrar,
Que nos protege e nos ajuda a viver.

De espaço em espaço contentes temos de ir,
Sem a nenhum se agarrar como à terra natal,
Nos prender e cingir não é da alma universal,
Que só nos quer degrau a degrau ver subir.

Mal nos tornamos íntimos de uma fase da vida
E a ela adaptados, nos ameaça a dormência.

Só quem está pronto para viajar, para a partida,
É capaz de escapar da costumeira falência.
Quem sabe ainda da morte a hora
Mais espaços bem cedo nos enviará.
De nos chamar a vida não cessará...
E aí, coração, dê viva e vá embora!

Linguagem da primavera

Toda criança sabe da primavera o dizer:
Brota, cresce, ama, procria,
Ganha impulsão e alegria,
Entrega-te e não teme viver!

Todo velho sabe da primavera o dizer:
Deixa-te enterrar, ancião,
Dá espaço ao jovem são,
Entrega-te e não teme morrer!

* * *

Envelhecer com dignidade, mantendo uma atitude ou sabedoria correspondente à nossa idade, é uma arte das mais difíceis; na maioria das vezes, nossa alma caminha adiante do corpo, ou vice-versa, e para corrigir tais diferenças contamos com os sobressaltos das sensações vitais interiores, aqueles tremores e abalos nas raízes que vez por outra nos atingem como enfermidades e bruscas mudanças de vida. A meu ver, devemos nos mostrar e sentir pequenos diante deles, como crianças que após um transtorno encontram no choro e na fragilidade uma forma de recuperar o equilíbrio.

* * *

No auge da velhice, nos dedicamos a notáveis reflexões sobre toda a longa vida passada. A segunda metade da minha vida foi a dramática, pródiga de lutas, inimigos, perigos e, finalmente, muitos sucessos. Porém a força necessária à superação desta metade conturbada veio da primeira, a metade tranquila, a dos quase quarenta anos de paz que pude desfrutar. Diz-se que a guerra é como um banho em águas ferruginosas, mas, segundo minha experiência, somente a paz produz e fomenta a força.

* * *

O que seria de nós, os velhos, se não tivéssemos o álbum da lembrança, o tesouro da vivência! Seria uma lamentável pobreza. No entanto, somos ricos e temos a oferecer, ao fim e ao esquecimento, não apenas um corpo usado, mas também o receptáculo daquele tesouro que há de viver e brilhar enquanto respirarmos.

* * *

Entre nós e a sabedoria acontece o mesmo que entre Aquiles e a tartaruga. Ela está sempre um passo à nossa frente. Todavia, caminhar com ela, atraídos pelo seu magnetismo, é uma boa opção.

* * *

Extraordinário encanto, triste e ardente encanto da transitoriedade! E mais extraordinário ainda o não esquecimento, a não
extinção do passado, a misteriosa sobrevivência, a misteriosa
eternidade, a ressurreição da memória, o sepultamento com
vida na palavra sempre evocável!

Noite cansada

Do vento noturno o murmurar
É uma queixa nas folhas abafada,
Que vem gotas pesadas derramar,
Uma a uma, na poeira da estrada.

Da amurada desgastada
Brotam musgos, trepadeiras,
Gente velha acocorada,
Em silêncio, nas soleiras.

Pesam as mãos retorcidas,
Os joelhos rijos segurando,
No seu repouso entretidas,
Distraídas, só murchando.

Paira sobre as sepulturas
Uma grande e pesada gralha.
Sobre as colinas escuras
Crescem o musgo e a palha.

O homem velho e suas mãos

Cansado, pelo caminho a se arrastar,
Na noite longa e fria
Ele para, escuta e vigia.
Sobre a manta vão pousar
Suas mãos, a esquerda e a direita,
Servidão morta, rígida, imperfeita.
Mas ele sorri de alegria,
Baixinho, para não as acordar.

Mais ativas que a maioria,
Fizeram o que puderam,
Enquanto forças tiveram.
Muito a fazer ainda havia,
Mas agora as gentis serviçais
Só querem a terra, nada mais.
De tamanha escravidão
Cansadas e ressequidas estão.

Para não as despertar,
Seu dono sorri baixinho.
Da vida o longo caminho
Agora parece curto; longo é o passar
De uma noite. E as mãos infantis,
As adolescentes e as mãos senis,
À noite, no fim,
Parecem assim.

O pequeno limpador de chaminés

Na tarde da terça-feira gorda, minha mulher de repente resolveu ir a Lugano. Na tentativa de convencer-me a acompanhá-la, argumentou que poderíamos apreciar um pouco o desfile de mascarados ou, quem sabe, ver um corso. Eu não queria. Há semanas sofrendo de dores em todas as articulações e semiparalisado, sentia aversão à simples ideia de vestir um casaco e entrar no carro. Depois de alguma resistência, contudo, tomei coragem e concordei. Descemos a montanha e desembarquei na Schifflände, enquanto minha mulher seguia em frente, à procura de um estacionamento. Ao lado de Kato, a cozinheira, fiquei à espera no meio do trânsito intenso e fluente, aproveitando o sol fraco, mas ainda perceptível. Até nos dias comuns, Lugano é uma cidade extremamente alegre e simpática; naquele dia, porém, sorria para nós, eufórica e prazerosa, em todas as vielas e praças. Os trajes coloridos sorriam, os rostos sorriam, sorriam as casas da *piazza*, com suas janelas repletas de pessoas e máscaras, e até a barulhada sorria, misturando vozes, ondas de risos, interjeições, estranhos ruídos de alto-falantes e notas musicais aos gritinhos assustados e nada sérios das meninas sobre as quais os garotos atiravam punhados de confetes, tarefa cujo evidente e principal propósito consistia em tentar introduzir, nas bocas das alvejadas, a maior quantidade possível daqueles pedacinhos de papel coloridos. Por toda parte, o pavimento das ruas estava coberto de papel picado; ao passar sob as sacadas, tinha-se a impressão de estar caminhando sobre areia ou musgo.

Minha esposa chegou logo em seguida, e nos postamos em um dos cantos da Piazza Riforma. A praça parecia ser o centro da festa. A multidão se aglomerava no espaço interno e nas calçadas. Entre os ruidosos e multicoloridos grupos, no crescente vai e vem de alegres pares e sociedades, viam-se também inúmeras crianças fantasiadas. Na outra extremidade da praça fora montado um palco, onde uma enorme variedade de pessoas se apresentava ao microfone: um comediante, um cantor popular com sua guitarra, um palhaço gordo e muitas outras. Ouvindo ou não, entendendo ou não, todos riam sempre que o conhecido palhaço fazia uma conhecida brincadeira; povo e artistas atuavam em conjunto, palco e público se estimulavam mutuamente, em um permanente intercâmbio de bem-estar, excitação, prazer e disposição para o riso. Na vez do comediante, houve até a apresentação de um aprendiz aos seus concidadãos — um jovem artista, um diletante dotado de significativos dons, que nos encantou com virtuosas imitações de vozes animais e outros sons.

Eu me propusera a permanecer na cidade por uns quinze minutos, no máximo, mas lá ficamos mais de meia hora, vendo e ouvindo, satisfeitos. No meu caso, estar em uma cidade, entre pessoas, e principalmente numa cidade em festa, era algo bastante incomum, um pouco angustiante e arrebatador, haja vista que passava semanas e meses sozinho no ateliê e no jardim, raramente me dando ao trabalho de caminhar até a nossa aldeia ou sequer até os limites do nosso terreno. Mas agora ali estava, cercado pela multidão, no interior de uma cidade vibrante e divertida, sorrindo com ela e usufruindo a visão dos inúmeros rostos de aparências tão surpreendentes quanto variadas. Voltava a ser mais um entre muitos, partícipe e cúmplice da agitação. Certamente não iria durar muito tempo; os pés dormentes e as pernas doloridas logo estariam satisfeitos e saudosos de casa; o pequeno êxtase audiovisual, o deleite de ver milhares de rostos, tão interessantes, belos, estranhos e amáveis, e ouvir o ruído da massa humana, aquela mistura de vozes cantantes, sorridentes, estridentes, austeras, afetadas, altas, graves, candentes e agudas, bem cedo haveriam de levar-me ao cansaço e à exaustão; e a total entrega à voluptuosa satisfação dos olhos e ouvidos em breve daria lugar à fadiga e ao medo, muito semelhante a uma vertigem, de perder o controle sobre as sensações. "Já sei, já sei", diria agora Thomas Mann, citando o pai Von Briest.* Pensando bem, as mazelas da velhice não eram as únicas responsáveis por aquele medo do excesso, da plenitude do mundo, dos cintilantes encantos da Maja.** Também não se tratava apenas — na linguagem dos psicólogos — do medo que sente o introvertido em relação à sua autoafirmação perante o meio. Havia outros e de certa forma melhores motivos para explicar a fadiga e aquele medo tão semelhante a uma vertigem. Observando as pessoas que se encontravam ao meu redor, durante aquela meia hora na

---

* Pai da personagem principal que intitula a obra *Effi Briest*, escrita por Theodor Fontane e publicada em 1894, um romance de cunho social ambientado na Prússia do século XIX e muito elogiado por Thomas Mann, que lhe atribuiu o predicado de "feitiço artístico". (*N. do T.*)

** Maja ou Maya, palavra oriunda do sânscrito, significa, na filosofia hindu, a visão ilusória ou miragem do mundo aparente, capaz de impedir que os inibidos pela ignorância tenham consciência da própria unidade com o Universo. É também o nome da mãe de Buda. (*N. do T.*)

Piazza Riforma, tive a impressão de que vagavam como peixes na água, descuidados, sonolentos, contentes e livres de qualquer obrigação; parecia-me que seus olhos e ouvidos absorviam as imagens e os sons como se detrás deles não houvesse um filme, um cérebro, um classificador ou arquivo, tampouco um disco ou gravador, a cada segundo empenhados em captar, classificar e memorizar, preocupados não apenas com o prazer, mas também com a preservação visando a uma ocasional e futura reprodução, obrigados a manter os mais elevados padrões de precisão na observação. Em poucas palavras, eu mais uma vez ali estava não como público ou espectador e ouvinte despreocupado, e sim como pintor, com o bloco de rascunhos na mão, engajado no trabalho e tenso. Pois era justamente assim que nós, os artistas, encarávamos o prazer e a diversão: como trabalho e obrigação, mas também como satisfação — pelo menos enquanto tivéssemos forças para tanto, enquanto os olhos suportassem o frenético vai e vem entre cenário e prancheta, enquanto na memória os arquivos ainda tivessem espaços livres e possibilidades de expansão. Isto eu não conseguiria explicar aos meus vizinhos da praça, caso me fosse exigido, e, se tentasse fazê-lo, eles por certo haveriam de sorrir e dizer: "Não fique aí a reclamar do seu trabalho, *caro uomo*! Trata-se apenas de olhar e retratar, aqui e acolá, o lado alegre das coisas, tarefa que o faz parecer diligente e esforçado, ao passo que nós outros, para o senhor, somos turistas, preguiçosos, inúteis e curiosos. Nós realmente estamos de férias, caro vizinho, e aqui viemos para aproveitá-las, e não para exercer um ofício, como o senhor. No entanto, nossas profissões não são tão belas quanto a sua, *signore*, e se lhe fosse possível passar um só dia em nossas oficinas, lojas, fábricas e escritórios, fazendo o mesmo que nós, o senhor logo sucumbiria." Meu vizinho teria razão, toda a razão, mas isso de nada adiantaria, pois também acho que estou certo. Seria como dizer nossas verdades um ao outro sem rancor, de maneira cordial e até divertida, cada qual querendo justificar-se, sem ter, contudo, a intenção de ofender o outro.

Como sempre, a evocação de tais pensamentos e a imaginação de tais conversas e justificativas eram os primeiros sintomas de cansaço e derrota; logo chegaria a hora de voltar para casa e recuperar a sesta perdida. Ah, quão escassas eram as belas imagens arquivadas e salvas naquela meia hora! Quantas centenas delas, talvez as mais bonitas, não teriam escapado aos meus olhos e ouvidos displicentes, tão sorrateiras quanto as daqueles que eu julgara folgazões e preguiçosos!

Entre os milhares de imagens, contudo, uma ficou gravada e merece ser transmitida aos amigos, no contexto de uma modesta coletânea de esboços.

Durante quase todo o tempo que permaneci na movimentada praça, pude ver, bem perto de mim, uma figura tranquila que mal se mexia e da qual não ouvi sequer uma palavra em toda aquela meia hora; presa de extraordinária magia ou solidão, permaneceu de pé, imóvel como uma estátua e infinitamente bela, no meio de toda aquela colorida agitação. Era uma criança, um menino com não mais de sete anos, uma linda e pequena imagem de feições inocentes e pueris, para mim o mais admirável entre centenas de rostos. Estava fantasiado. Todo de preto, usava uma pequena cartola e carregava, pendurada num dos braços, uma escadinha; não lhe faltava também a escova de aço para a limpeza de chaminés; no rosto pequeno e delicado, viam-se manchas feitas com carvão ou qualquer outra substância negra. Em tudo se percebiam o cuidado e o bom gosto na preparação. Quanto a isto, porém, ele nada sabia. Ao contrário dos muitos adultos disfarçados em pierrôs, mandarins, salteadores, mexicanos e burgueses, e em flagrante oposição às figuras que atuavam no palco, não tinha a menor consciência de que vestia fantasia e representava um limpador de chaminés, e muito menos ainda de que seus trajes tinham algo de especial e divertido, além de lhe caírem muito bem. Pequeno e quieto em seu canto, os delicados pés calçados com sapatinhos marrons, a escadinha pintada de preto pendurada no ombro, rodeado de foliões e às vezes empurrado, sem o perceber, permanecia de pé e olhava para cima; no suave rosto infantil de faces escurecidas, encantadores olhos azul-claros apontavam, admirados, na direção de uma janela da casa em frente à qual nos encontrávamos. Ali, a pouco menos de dois metros acima das nossas cabeças, via-se um animado grupo de crianças um pouco maiores do que ele, que riam, gritavam e se empurravam, todas em trajes coloridos, cujas mãos e sacolas derramavam sobre nós, de quando em quando, uma chuva de confetes. Ingênuos e encantados, tomados de profunda admiração, os olhos do menino não se moviam, cativos, insaciáveis e impassíveis. Naquele olhar não havia desejo ou cobiça, apenas uma surpreendente afeição, uma doce magia. Não consegui perceber o que tanto enfeitiçara aquela alma infantil, a razão do solitário prazer contido na visão e no encantamento. Talvez fosse o luxuoso colorido das fantasias, ou a primeira percepção da beleza no rosto das meninas, ou ainda a sensação auditiva que vinha do alto, causada pelo alegre alvoroço das lindas crianças e estranha aos ouvidos de um menino solitário e sem irmãos, ou mesmo o simples fascínio daqueles olhos infantis diante da copiosa chuva de confetes que vez por outra caía das mãos dos que observava, se espalhando sobre nossas cabeças e roupas e se acumulando na calçada, que já cobria como areia fina.

Comigo acontecia o mesmo. Assim como o menino, incapaz de qualquer percepção, quer de si mesmo ou dos atributos e das intenções da sua fantasia, quer da multidão, do espetáculo cômico ou das massas populares que se agitavam como vagas, pulsando ao ritmo de gargalhadas e aplausos, e atento exclusivamente à janela, meu olhar e meu coração, assediados por uma enorme concentração de imagens, cederam e se entregaram a uma só, à imagem daquele rosto infantil entre a cartola e as roupas pretas, com sua inocência, sua sensibilidade à beleza e sua inconsciente alegria.

(1953)

Lembranças

Na encosta as urzes em flor,
Na vassoura a escura giesta.
Quem lembra do verde a cor
Que em maio tinha a floresta?

Quem do melro lembra o canto
E do cuco o chamado?
O que ontem nos cativava tanto
Hoje é mudez e passado.

Uma noite de verão a floresta festejou,
No alto da montanha a lua cheia nasceu.
Quem as descreveu, quem as captou?
Tudo logo se perdeu.

Em breve de mim e de ti
Não se há mais de falar.
Outra gente mora aqui,
A ninguém vamos faltar.

Pela estrela vespertina esperamos,
Pelo primeiro nevoeiro matutino.
Contentes, brotamos e murchamos
No grande jardim divino.

[Retrocesso]

É típico do meio e da precária consistência intrínsecos à idade avançada que a vida perca muito em realidade ou realismo, e que a realidade, por si só uma dimensão incerta da vida, se torne mais frágil e transparente, deixando de impor suas exigências com a força e a brutalidade de outrora, cedendo à conversa, ao jogo e à negociação. Para nós, os velhos, a realidade não é mais a vida, e sim a morte, que deixamos de esperar como se viesse de fora, pois a sentimos em nós residente; nos defendemos dos males e das dores que nos fazem sentir sua proximidade, mas não propriamente dela, pois a aceitamos; e se nos poupamos e cuidamos um pouco mais do que antes, também o fazemos em relação a ela, pois está conosco e dentro de nós, é nosso ar, nossa tarefa, nossa realidade.

Nesse contexto, o ambiente que outrora nos cercava perde muito em termos de realidade e até de probabilidade, deixa de ser o óbvio e indiscutível, nos permite ora aceitá-lo, ora recusá-lo, sobre ele exercendo certo poder. Em consequência, o dia a dia adquire tons de um surrealismo leviano, os antigos e rígidos sistemas já não têm tanta validade, as aparências e os destaques são preteridos, o passado passa a ter prioridade sobre o presente, e o futuro, na verdade, não mais nos interessa. Do ponto de vista da razão e da antiga ética, nossa rotina diária se torna um pouco irresponsável, irreverente e destituída de seriedade, caracterizando aquele tipo de comportamento que o vulgo chama de "criancice". Muito do que se diz a esse respeito está correto, e não duvido da minha própria capacidade de exteriorizar, de forma ingênua e inconsciente, uma série de reações infantis. A observação me diz, no entanto, que muitas dessas reações nem sempre ocorrem por ignorância ou descontrole. Os velhos também podem praticar atos pueris, impróprios, prejudiciais ou divertidos de forma plenamente consciente (ou semiconsciente?) e com o mesmo tipo de prazer lúdico que sente uma criança ao conversar com a boneca ou simplesmente transformar, por conta do desejo e da imaginação, a pequena horta doméstica da mãe em uma terrível floresta povoada por tigres, cobras e tribos indígenas hostis.

Dou aqui um exemplo: um dia desses, pela manhã, após a leitura da correspondência, fui ao jardim. O que chamo de "jardim" consiste, a rigor, em um pedaço de encosta bastante íngreme e coberto de vegetação agreste, contendo alguns terraços de vinhas cujas cepas são bem conservadas pelo nosso antigo diarista, onde tudo o mais revela uma acentuada tendência para transformar-se em mata. No lugar onde havia, há dois anos, uma campina repleta de exuberantes anêmonas, rosálias, lírios e mirtilos, existe agora um ervaçal ralo e seco, no qual urzes e amoras silvestres medram aqui e acolá, sobre o manto de musgo lanoso que cobre todo o terreno. Para salvar este prado, seria preciso que as ovelhas consumissem o musgo e as ervas que nele se criam, pisoteando o solo com seus cascos; porém não temos ovelhas para comer o pasto nem estrume para adubar a campina, uma vez saneada. Assim, ano após ano, as potentes raízes das urzes e suas companheiras penetram cada vez mais fundo na pastagem, cuja terra, em consequência, readquire a condição de solo florestal.

Dependendo do meu humor, vejo esse retrocesso com desgosto ou com prazer. Há dias em que percorro um pedacinho da campina moribunda, arranco com as mãos e com o ancinho as tenazes raízes das ervas daninhas, capino sem piedade o tapete de musgo que asfixia os arbustos e volto com um cesto cheio de urzes, sem, no entanto, acreditar no que fiz, sabendo que minha jardinagem se tornou, ao longo dos anos, um passatempo de eremita sem qualquer senso prático, ou seja, algo que só faz sentido para mim, como higiene mental e medida de economia. Quando as dores nos olhos e na cabeça se tornam insuportáveis, sinto necessidade de mudanças físicas, de troca da atividade mecânica. Pensando nisso, há muitos anos descobri o falso trabalho de jardineiro e carvoeiro, que não só me proporciona descontração e mudança de hábitos corporais, como serve também de panaceia, de alimento às fantasias e de estímulo à concentração espiritual. De tempos em tempos, então, tento dificultar a transformação da minha campina em floresta. Outras vezes, fico parado diante do muro de arrimo que há mais de vinte anos erguemos na encosta sul do terreno, utilizando a terra e as pedras removidas durante a escavação de uma fossa destinada à contenção da mata vizinha, onde outrora havia uma plantação de framboesas. Hoje, esse aterro está coberto de musgos, ervas selvagens, fetos e mirtilos, já ostentando algumas imponentes árvores, entre as quais uma frondosa tília, que ali cresceram como postos avançados da floresta invasora.

Naquela manhã, por acaso, não me opus ao musgo e ao matagal, ao agreste e à floresta; em vez disso, fiquei a observar com admiração e prazer a proliferação do reino vegetal silvestre. Na campina, surgiam por toda parte os jovens narcisos, cujas folhas carnosas mal haviam desabrochado e os cálices, fechados, ainda não eram brancos, mas sim de um suave amarelo da cor das frésias. Passei então a caminhar lentamente pelo jardim, observando as folhas da roseira, transparentes ao sol matutino, e os talos despidos das recém-plantadas dálias, entre os quais, com força indomável, as delicadas hastes do lírio-martagão buscavam a luz. A certa altura, ouvi o ruído distante produzido pelos regadores do nosso fiel vinheiro Lorenzo, que trabalhava na parte mais baixa do terreno, e resolvi ir ao seu encontro, a fim de conversar um pouco e consultá-lo acerca de nossas políticas paisagísticas. Devagar, desci a encosta, de terraço em terraço, desfrutando a visão das groselhas que há vários anos espalhara, às centenas, por toda a campina, pensando no canteiro que este ano usaria para as zínias, sentindo prazer, ao ver florescerem os lindos goivos amarelos, e mal-estar, ao deparar os buracos e as quebras na cerca viva ao redor da estrumeira superior, totalmente coberta por um tapete vermelho de camélias caídas. Munido de algumas ferramentas, desci até a horta, no sopé, cumprimentei Lorenzo e dei início ao planejado diálogo perguntando como iam, ele e sua mulher, e o que achava do tempo. Felizmente, parecia que ia chover, comentei. Lorenzo, porém, quase tão velho quanto eu, apoiou-se no cabo da pá, lançou um rápido olhar de esguelha na direção das nuvens que se formavam e balançou a cabeça grisalha. Hoje não ia chover, segundo ele. Certo era que ninguém poderia afirmar, argumentei, não se podia descartar uma surpresa, muito embora... Com ares de esperteza, ele olhou de novo para o céu, balançou a cabeça com mais energia e deu por encerrada a conversa sobre o tempo:

— *No, signore.*

Passamos, portanto, a falar de legumes e cebolas recém-plantados. Elogiei muito todo o trabalho e mudei de assunto, abordando o que realmente me interessava. Lá em cima, a cerca da estrumeira não se aguentaria por muito tempo mais, e eu iria providenciar seu conserto; não exatamente agora, pois tinha as mãos ocupadas e muitas coisas a resolver. Quem sabe no outono, ou mesmo no inverno? Ele concordou, e, quando já se dispunha a retomar o serviço, concluímos que o mais correto seria trocar não apenas os painéis de castanheira verde, mas também as estacas. Talvez suportassem mais um ano, mas, por via das dúvidas... Sim, eu disse, e já que estávamos falando de estrumeira, seria preferível que ele, no outono, não voltasse a colocar toda a terra adubada nos canteiros superiores, reservando-me um pouquinho, talvez alguns carrinhos de mão cheios, para o terraço das flores. Bem, também não podíamos esquecer, neste ano, de estender o plantio dos morangos, usando as mudas que já estavam no viveiro havia vários anos. E assim fomos nos lembrando, ora eu, ora ele, de muitas coisas boas e úteis, para o verão, para setembro e para o outono. Esgotado o assunto, segui em frente, e Lorenzo voltou ao trabalho, ambos satisfeitos com os resultados da consulta. No trato daquela matéria por demais conhecida, nenhum dos dois cometeu qualquer indelicadeza que pudesse prejudicar o diálogo ou torná-lo ilusório. De boa-fé, ou quase, havíamos simplesmente negociado um com o outro. Mas Lorenzo sabia, tão bem quanto eu, que aquela conversa cheia de planos e intenções não ficaria gravada em sua memória nem na minha, que tudo seria esquecido em no máximo duas semanas, meses antes dos prazos combinados para a recuperação da estrumeira e o incremento da plantação de morangos. Nosso colóquio matutino sob o céu pouco propenso à chuva ocorrera de forma totalmente espontânea, como uma brincadeira, um *divertimento*, um ato meramente estético e desprovido de consequências. Para mim, tinha sido um prazer encarar por alguns instantes o bom e velho rosto de Lorenzo e ser alvo da sua diplomacia, que, sem levar a sério o interlocutor, antepunha-lhe uma barreira protetora feita da mais pura cortesia.

Sendo contemporâneos, nutríamos um sentimento fraterno recíproco, e quando um de nós mancava um pouco mais ou apresentava uma particular dificuldade em lidar com os dedos inchados, nada se comentava a respeito, mas o outro sorria, compreensivo e levemente preocupado, sentindo, por sua vez, certa satisfação baseada na solidariedade e na simpatia, que não escondia o prazer de ser momentaneamente o mais saudável, ainda que lamentando antecipadamente o dia em que o outro não estivesse mais ao lado.

(De *Apontamentos na Páscoa, 1954*)

Outono prematuro

De folhas mortas já se sente o cheiro forte,
As searas estão desertas e sem colorido;
Temos certeza: a primeira chuva de porte
Quebrará as pernas do nosso verão sofrido.

Da giesta estalam as vagens; de repente,
Tudo nos parecerá distante e esquecido
Como o que pensamos ter, no presente,
Em cada flor maravilhosa, algo perdido.

Um tímido desejo que vem a alma assaltar:
De que não se prenda do presente às dores,
De que supere, como a árvore, o murchar,
De que o outono seja rico em festas e cores.

[A euforia do desenvolvimento e a febre da especulação imobiliária]

Quando aqui cheguei, quarenta anos atrás, depois de uma guerra mundial e alguns reveses na vida privada, fracassado, porém disposto a lutar e a recomeçar, Montagnola era uma pequena e pacata aldeia cercada de vinhedos e castanhais. E assim permaneceu por muitos anos, até o dia em que nossas colinas contraíram aquele estado ou doença que Knut Hamsun* descreve com tanta maestria em *Stadt Segelfoss* e *Kindern ihrer Zeit*.** Onde outrora uma simpática e sinuosa trilha, cercada de parreiras e madressilvas, se perdia na encosta, caminhões descarregaram pedras e sacos de cimento em terrenos terraplenados, e, logo depois, em vez de flores-do-campo, vinhas e figueiras, surgiram, detrás das cercas de arame farpado, as pequenas e coloridas casas de subúrbio. Caminhando lentamente

---

* Pseudônimo do escritor norueguês Knut Pedersen (1859*, 1952†), ganhador do Prêmio Nobel de Literatura, em 1920, por sua obra *Os frutos da terra*. Passou a juventude viajando e esteve muitas vezes nos Estados Unidos, tornando-se um severo crítico do estilo de vida norte-americano. (*N. do T.*)

** *A cidade de Segelfoss* e *Filhos da época*, respectivamente. (*N. do T.*)

em nossa direção, a cidade e o vale nos trouxeram os loteamentos, as novas construções, as ruas, os muros, as betoneiras, a euforia do desenvolvimento e a febre da especulação imobiliária, a morte das florestas, dos campos e dos vinhedos. As máquinas das construtoras rugiam e os martelos pneumáticos crepitavam, rebitando tanques de óleo combustível. Ninguém podia reclamar, todos tinham razão; há décadas, eu mesmo ali cercara um pedaço de terra, plantara uma sebe, construíra uma casa, fizera um jardim e abrira um caminho. Naquela ocasião, todavia, não chegava a ser um dos "filhos da época", tendendo mais para um louco solitário que buscara seu refúgio longe da aldeia, plantando árvores, combatendo ervas daninhas e olhando com singular altivez para a cidade e seus subúrbios. A altivez há muito se foi, e nossa aldeia virou uma "cidade de Segelfoss"; casas e ruas foram surgindo, umas após as outras, lojas foram abertas ou ampliadas, ganhamos um novo serviço de correios, um quiosque, uma confeitaria e centenas de novas linhas telefônicas. Os caminhos que percorríamos a passeio desapareceram, assim como os meus esconderijos prediletos para refeição e descanso nos velhos tempos de Klingsor.* O maremoto nos atingiu, deixamos de ser uma aldeia e nossa região perdeu sua característica provinciana. A despeito do fato de termos construído a nossa casa, cerca de trinta anos atrás, em um local distante e recôndito, a grande onda chegou aos nossos pés; um por um, os campos foram vendidos, loteados, edificados e cercados. Nossa localização em uma encosta íngreme e de difícil acesso ainda nos protegeu por algum tempo, porém

---

* Ou Klinschor, poderoso mago, personagem do poema épico "Parsifal", escrito em 1210 pelo poeta alemão Wolfram von Eschenbach (1170-1220), cuja obra retrata o apogeu dos cavaleiros medievais. (*N. do T.*)

o terreno logo abaixo, com seus vinhedos, suas árvores e seu precioso e antigo estábulo, logo despertou interesses, ora de construtores, ora de especuladores; gente estranha começou a subir para examiná-lo, admirando a vista e medindo distâncias em largas passadas. Amanhã ou depois, perderemos o pouco que nos resta de natureza e paz. Não se trata apenas de dois velhos e sua comodidade, e sim de tudo o que nossos antigos benfeitores aqui ergueram, plantaram e cultivaram, do que a nós confiaram, como fiduciários, e que nós supostamente deveríamos entregar incólume.

(De *Relato aos Amigos*, 1959)

* * *

O mundo não nos causa inveja, parecendo quase sempre feito apenas de medo e tumulto, mas nele ainda brotam campos e árvores. E se um dia os blocos de concreto vierem a cobrir toda a Terra, as nuvens ainda estarão nos céus e sempre haverá, aqui e ali, alguém capaz de abrir, com o auxílio da arte, uma porta para o reino divino.

Passe bem, Senhor Mundo!

O mundo que está em pedaços
É o que amamos tempos atrás,
Mas agora da morte os abraços
Não muito nos assustam mais.

Não se deve o mundo insultar.
Cheio de colorido e selvagem,
Tem uma antiga magia a pairar
Sempre à volta da sua imagem.

Gratos deveremos nos despedir
Desta incrível diversão,
Que dor e prazer nos fez sentir,
E sentir muita afeição.

Passe bem, mundo enfeitado
Com juventude e beleza,
Pois agora me sinto cansado
De tanta alegria e tristeza.

[Um chamado do outro lado
das convenções]

Recentemente, fui chamado de "velho e sábio" por um jovem que me escreveu. "Confio no senhor", disse ele, "pois sei que é velho e sábio." Eu acabava de passar por um momento de razoável inspiração e não li toda a carta, aliás muito semelhante a centenas de outras, mas resolvi pescar, aqui e acolá, uma frase ou passagem que me permitisse identificar e questionar sua essência. "Velho e sábio", dizia ela, e isso era algo capaz de provocar o riso em um homem velho, cansado e rabugento, que ao longo de toda sua extensa e intensa vida por várias vezes se achara bem mais próximo da sabedoria do que agora, sob condições tão limitadas e pouco animadoras. Velho, sim, isso eu era, com certeza, velho e gasto, desiludido e cansado. Entretanto, a palavra "velho" podia ter outro significado muito diferente! Quando falamos de velhas tradições, velhas casas e cidades, velhas árvores, velhos relacionamentos e velhos cultos, o termo "velho" não se traduz por algo inútil, ridículo ou desprezível. Da mesma forma, eu me atribuía apenas uma parte das qualidades inerentes à velhice; dos muitos significados da palavra, dispunha-me a considerar e assumir somente metade dos negativos. A meu ver, o termo "velho", para o jovem autor da carta, podia ter um sentido pitoresco, velhusco, levemente afável, ora comovente, ora respeitoso; pelo menos sempre fora esta a minha interpretação, nos tempos em que ainda não era velho. Nessas condições, a palavra em questão podia ser assimilada, entendida e aceita como forma de tratamento.

Vejamos agora a palavra "sábio"! O que realmente significava? Se o que com ela se pretendia dizer era um nada, uma ideia genérica e vaga, um epíteto vulgar ou uma frase de estilo, melhor seria então esquecê-la. Se assim não fosse, se tivesse realmente um significado, como poderia eu alcançá-lo? Lembrei-me de um antigo método por mim frequentemente empregado, o da livre associação. Descansei um pouco, dei algumas voltas no quarto, pronunciei mais uma vez o vocábulo "sábio" e esperei pela primeira ideia que me viesse à mente. E vejam só: por acaso, uma outra palavra me ocorreu, a palavra Sócrates. Era algo mais, não era simplesmente uma palavra, era um nome, e o que havia por detrás daquele nome não era uma abstração, e sim uma figura humana. O que teria o estéril conceito de sabedoria a ver com o nome Sócrates, deveras real e consistente? Isso era fácil de constatar. Sabedoria era a primeira qualidade atribuída a Sócrates pelos professores secundários e universitários, pelos eminentes oradores que discursavam diante de plateias repletas e pelos autores de editoriais e folhetins, tão logo começavam a discorrer sobre o filósofo. O sábio Sócrates. A sabedoria de Sócrates — ou, como diria o palestrante ilustre, a sabedoria de um Sócrates. Quanto a essa sabedoria, nada mais precisava ser dito. Mal se ouvia a frase, entretanto, logo se revelavam uma realidade, uma verdade, mais precisamente o próprio Sócrates, uma figura por demais convincente e poderosa, a despeito de todas as lendas.

Porém essa figura, esse velho ateniense de feias e bondosas feições, nos dera provas irrefutáveis da própria sabedoria ao dizer-nos, de forma explícita e categórica, que nada sabia, absolutamente nada, e que não tinha a menor aspiração ao título de sábio...

Velho e sábio, eu me via agora, diante do velho e ignorante Sócrates, na obrigação de defender-me ou envergonhar-me. Para envergonhar-me, tinha motivos de sobra, pois, apesar de todos os subterfúgios e sofismas, sabia muito bem que o rapaz que me chamara de sábio não o fizera somente por tolice ou ignorância de adolescente, e sim porque eu lhe dera ensejo para tanto, porque o persuadira a fazê-lo, porque pouco a pouco o encorajara com muitos dos meus versos, nos quais se podia perceber algo semelhante a experiência e reflexão, a ensinamento e sabedoria ancestral, e também, quero crer, porque, ao formular a maioria das minhas poéticas "sabedorias", sempre as coloquei entre aspas, delas duvidando ou até me retratando ou desmentindo, com isso demonstrando, em síntese, que em tudo o que fui e fiz houve mais sim do que não, mais concordância ou omissão do que combatividade, além de uma exagerada reverência às tradições ligadas ao espírito, à crença, ao idioma e aos costumes. É inegável que meus textos contêm, aqui e ali, uma fagulha, um esboço das nuvens e filigranas de um tradicional retábulo, detrás do qual se imagina uma ameaça apocalíptica; que, aqui e acolá, dão a entender que o maior patrimônio do ser humano seria a pobreza e que seu verdadeiro alimento seria a fome. De um modo geral, no entanto, e como muitas outras pessoas, eu havia optado pelas belas formas mundanas e pelas tradições, tinha preferido o jardim das sonatas, fugas e sinfonias ao fulgor do céu apocalíptico, os fascinantes passatempos e consolos do idioma a todas as experiências nas quais a língua se cala e se reduz a nada, pois, por um instante terrivelmente belo, talvez abençoado, talvez fatal, o interior do Universo nos olha, indizível, impensável, só passível de ser vivido como mistério e mágoa. Se o meu jovem correspondente não via em mim um Sócrates ignorante, mas sim um sábio na acepção dos doutores e folhetins, então só me restava dar-lhe inteira razão, em tudo e por tudo...

Essa análise das palavras "velho e sábio" não me trouxe, portanto, qualquer benefício. Assim, no intuito de me ver livre da carta, tomei a direção oposta, buscando esclarecer não mais o significado das palavras isoladas, e sim o todo onde se inseriam, o conteúdo, o motivo que teria levado aquele jovem a escrever sua carta. Esse motivo consistia em uma dupla interrogação de enunciado e resposta aparentemente simples, a saber: "A vida tem um sentido? Não seria melhor dar um tiro na cabeça?" À primeira vista, a pergunta parecia não dar margem a muitas respostas. Eu podia responder: não, meu caro, a vida não tem sentido, e o melhor a fazer é mesmo... Ou podia dizer: a vida, meu caro, tem realmente um sentido, e dar um tiro na cabeça é uma saída que não vem ao caso. Ou então: a vida realmente não tem sentido, mas nem por isso é preciso dar um tiro na cabeça. Ou ainda: a vida tem, na verdade, um bom sentido, porém fazer por merecê-lo, ou ao menos reconhecê-lo, é algo tão difícil que o melhor é mesmo dar um tiro etc.

Seriam essas, em princípio, as possíveis respostas à pergunta do rapaz. Todavia, prosseguindo no exame das possibilidades, logo vi que não havia apenas três ou quatro, mas sim centenas e milhares de respostas. Não obstante, estava claro que para aquela carta e seu autor só havia uma resposta, uma só porta aberta, uma única maneira de fugir do inferno que o afligia.

Para encontrar essa única resposta, de nada me valiam a sabedoria e a idade. A pergunta formulada na carta me deixava às escuras, posto que meu pretenso saber e aquele dos pastores de almas mais idosos e experientes eram, na verdade, muito bons e adequados para livros e sermões, para palestras e ensaios, mas não para este caso concreto e singular, para aquele paciente sincero, cheio de amarga seriedade, que supervalorizava a velhice e a sabedoria, que me privara de todas as armas, desculpas e artimanhas ao dizer-me, em palavras simples: "Confio no senhor."

Como encontrar uma resposta para aquela carta portadora de uma pergunta tão infantil quanto séria?

A certa altura, da carta me veio algo estranho, uma espécie de centelha que captei e assimilei mais com os nervos do que com o raciocínio, mais com o estômago e o sistema nervoso simpático do que com a experiência e a sabedoria: um sopro de realidade, um raio que passou por entre as nuvens, um chamado vindo do além, do lado de lá das convenções e da serenidade, e que só admitia duas reações — omissão e silêncio ou obediência e resposta. Talvez eu pudesse escolher, talvez pudesse dizer ao pobre rapaz que não tinha como ajudá-lo, que sabia tão pouco quanto ele; talvez pudesse colocar a carta debaixo de muitas outras, zelando, semiconsciente, para que ali permanecesse, caindo pouco a pouco no esquecimento. Mas à medida que assim pensava, sabia também que só poderia esquecê-la se a respondesse, e corretamente. O fato de saber e estar convencido disso não provinha da experiência e da sabedoria, e sim da força do chamado, do encontro com a realidade. Portanto, a força geradora da minha resposta não viria mais de mim, da minha experiência, da esperteza, da prática e da benevolência, e sim da própria realidade, do minúsculo fragmento de realidade a mim enviado com aquela carta. A energia necessária à resposta se encontrava, pois, na própria carta, que responderia a si própria, que seria respondida pelo próprio jovem. Se de mim, da pedra, do velho e sábio, saltou uma centelha, foi uma centelha produzida unicamente pelo jovem, com seu martelo, seu golpe, sua necessidade e seu poder.

Não posso esconder que já recebi muitas cartas como esta, contendo as mesmas perguntas, que as li e algumas vezes respondi, outras não. O que varia é tão somente o vulto da necessidade. Os espíritos fortes e puros não são os únicos a formular, em determinados momentos, tais questões; há também os ricos jovens, com seus meios-sofrimentos e suas meias-devoções, muitos dos quais já me escreveram dizendo que seu destino estaria em minhas mãos — um sim da minha parte seria a cura; um não, a morte. Na medida do vigor com que me soavam tais palavras, eu sentia o apelo à minha vaidade, à minha própria fraqueza, e acabava chegando a uma decisão: o remetente não seria curado pelo meu sim nem morreria com o meu não; em vez disso, deveria amadurecer sua problemática e talvez direcionar seu questionamento a tantos outros ditos velhos e sábios, em parte confiando nas respostas, às vezes com elas se divertindo, mas nunca esquecendo de colecioná-las todas em uma pasta.

Se hoje não digo o mesmo ao jovem que me escreve, se o levo a sério, se retribuo sua confiança e tenho vontade de ajudá-lo, não é por minha causa, e sim por causa dele; é sua força que conduz a minha mão, é sua realidade que rompe o convencionalismo da minha sabedoria de velho, é sua pureza que me obriga a ser sincero; não o faço por conta de uma virtude qualquer, por devoção ao próximo ou sentimento humanitário, e sim por amor à vida e à realidade. É algo semelhante ao que ocorre quando expelimos o ar dos pulmões e no instante seguinte, a despeito de qualquer propósito ou cosmovisão, somos obrigados a inspirá-lo novamente. Nada fazemos, simplesmente acontece.

Agora, arrebatado por tamanha aflição, iluminado pela centelha da vida real e obrigado pela insuportável leveza de sua atmosfera a agir com rapidez, não tenho mais de alimentar dúvidas e pensamentos acerca dessa carta, não preciso mais submetê-la a exame e atribuir-lhe um diagnóstico; o que tenho a fazer é seguir seu chamado, abrindo mão dos meus conselhos e conhecimentos, e dar a única ajuda possível, ou seja, a resposta que o jovem quer receber e que só precisa ouvir da boca de outrem para nela reconhecer sua própria resposta e sua própria necessidade, as razões de sua súplica.

Muitas coisas são necessárias para que a carta ou a pergunta de um desconhecido realmente atinjam seu destinatário, haja vista que o remetente pode, a despeito de toda seriedade e urgência, se expressar unicamente por meio de sinais convencionais. Ele pergunta: "A vida tem um sentido?", e isso soa tão vago e ingênuo quanto uma carência de adolescente. Porém sua referência não é "a" vida; não está pensando em filosofias, dogmas ou direitos humanos, mas única e exclusivamente na sua própria vida; não quer ouvir dos meus lábios supostamente sábios qualquer tipo de ensinamento ou introdução à arte de dar à vida um sentido; não, o que quer é ser visto por um ser humano real, é repartir um momento e, com isso, mais uma vez superá-lo. Ao correr em seu auxílio, não sou eu quem o ajuda, e sim a evidência de seu sofrimento, que por uma hora me despiu, o velho e sábio, de toda velhice e sabedoria, sobre mim derramando uma gélida e luzidia torrente de realidade.

(De *Segredos*, 1947)

Final de agosto

De volta mais um ano, suas forças refez
O verão que já desistimos de esperar;
No dia curto, apertado, brilha outra vez,
De sol ardente e céu limpo a se gabar.

Pode a pessoa, no fim de sua ambição,
Depois de tantas decepções já retraída,
Outra vez às ondas se lançar, de roldão,
Arriscando no salto o que resta da vida.

Seja envolvida por uma paixão,
Seja disposta a um tardio labor,
Vai sentir, nos atos e na emoção,
Forte e outonal, do fim o sabor.

Experiências outonais

O inesquecível verão deste ano, para mim repleto de dádivas, comemorações e prazeres, mas também de tormentos e trabalho, começou a perder, já próximo ao fim, um pouco do seu temperamento cordial, generoso e alegre, acometido por acessos de melancolia, desilusão e mau humor, para não falar de fastio e vocação para a morte. Enquanto a noite nos levava para a cama sob um céu límpido e estrelado, a manhã nos despertava com uma luz tênue, acinzentada, cansada e enferma; a varanda ficava molhada, irradiando uma friagem úmida; no céu, nuvens estáticas e amorfas penetravam até o fundo dos vales, dando a impressão de que a qualquer momento desabaria uma chuvarada; e o nosso mundo, que há pouco respirava a plenitude e a segurança do verão, agora tinha um cheiro amargo e angustiante de outono, de morte e decomposição, embora as florestas e os campos que cobriam as encostas, nesta época do ano normalmente secos e amarelecidos, ainda conservassem os tons de verde. Nosso final de verão, dias atrás tão vigoroso e confiável, havia adoecido, sofria de humores e "miava", como diriam os suábios.* Mas continuava vivo. Os acessos de sono-lência, displicência e rabugice eram quase todos seguidos de momentos de reação e entusiasmo, de retorno ao passado recen-te; nesses dias, que às vezes não passavam de horas, o renascer tinha uma beleza singular, comovente e angustiosa, exibindo um radiante sorriso setembrino, aquela maravilhosa mistura de verão e outono, energia e cansaço, vitalidade e fraqueza. Em muitos dias, esta beleza senil do verão se impunha lentamente, entre pausas ditadas pela fadiga; hesitante, a frágil luminosi-dade conquistava o horizonte e os cumes; ao anoitecer, céu e terra partilhavam uma serena e silenciosa alegria, prometendo novos dias de límpido e claro frescor. Durante a madrugada, porém, tudo se perdia outra vez; ao amanhecer, o vento varria a paisagem encharcada por fortes pancadas de chuva, fazendo esquecer o riso alegre e promissor da noite passada, levando consigo o perfume das cores e de novo abafando, no cansaço, a valentia e a garra presentes no combate da véspera.

Todavia, não era pensando apenas em mim que eu ficava a observar, com desconfiança e inquietação, aquelas mudanças e reviravoltas particularmente excêntricas. A ameaça latente não dizia respeito somente ao cotidiano de alguém temporariamente condenado à reclusão em casa e no quarto. Havia também a iminência de um acontecimento durante o qual um céu azul e um pouco de calor seriam mais do que desejáveis: a chegada de um velho e querido amigo da Suábia. A visita, várias vezes adiada, ocorreria dentro de poucos dias, e embora o hóspede viesse passar comigo apenas uma noite, me parecia uma per-

---

* Habitantes da Suábia, região sul da Alemanha, no estado de Baden-Württem-berg, que se estende até o lago de Constança, na fronteira com a Suíça, também conhecido como Bodensee ou "Mar da Suábia". (N. do T.)

da se a chegada, a permanência e a partida ocorressem sob condições atmosféricas sombrias e desfavoráveis. Portanto, era com preocupação que via a doença e a cura do tempo, aquele irrequieto vai e vem meteorológico. Meu filho, que me fazia companhia durante uma longa ausência da minha mulher, me ajudava nas andanças pela mata e entre os vinhedos; em casa, eu fazia o trabalho diário e tentava achar um presente para o visitante. À noite, contava ao meu filho alguma coisa acerca da pessoa esperada, da nossa amizade, da vida e das realizações daquele amigo considerado pelos eruditos da sua terra um herdeiro e guardião das mais legítimas tradições, amado e respeitado como um dos grandes intelectos do país. Seria uma lástima, caso Otto, que até onde eu sabia havia várias décadas não visitava o Sul e que não conhecia minha casa, meu jardim e minha vista do lago, viesse a apreciar tudo aquilo debaixo do frio e da umidade de um dia opaco e chuvoso. No íntimo, entretanto, outro pensamento me perseguia e atormentava, algo de certa forma opressivo e vergonhoso. Meu amigo de infância havia sido advogado, depois prefeito de uma cidade e, por fim, funcionário público federal durante alguns anos; já aposentado, fora distinguido com inúmeros cargos honoríficos, alguns deles de suma importância, sem jamais ter conhecido a opulência ou sequer o conforto. Sob a tutela de Hitler, como dissidente do regime e chefe de uma numerosa família, passara fome; mais tarde, padecera os horrores da guerra, os bombardeios e a perda da casa e dos bens, acabando por se adaptar, com destemor e serenidade, a uma vida modesta e espartana. O que haveria de pensar, ao ver-me aqui, poupado da guerra, morando em uma espaçosa casa, com dois gabinetes de trabalho, alguns empregados e muitos confortos que dificilmente iria dispensar, mas que, para ele, iriam parecer um luxo ultrapassado? Certo era que conhecia boa parte da minha vida, e sabia que eu ganhara ou conquistara todo aquele conforto, às vezes abundante, à custa de longas provações e penosas renúncias. Assim, e por ser talvez o mais leal dos meus amigos, meu bem-estar não lhe causaria qualquer inveja, mas ele seria obrigado a conter o riso diante de tantas coisas supérfluas e inúteis que veria em minha casa e que me pareciam de extrema necessidade. São estranhos os caminhos que a vida nos faz percorrer: em outros tempos, eu sofrera constrangimentos e dificuldades por ser pobre e usar calças esfiapadas; agora, desfrutando bens e confortos, deles me envergonhava. Tudo começara com a acolhida dos primeiros emigrantes e refugiados.

Contei ao meu filho quando e onde os dois amigos haviam se encontrado pela primeira vez. Fora em um mês de setembro, também, 61 anos atrás, quando nossas mães nos enviaram como alunos ao mosteiro de Maulbronn. Na Suábia, é um ritual bastante conhecido, e eu já o descrevera em um dos meus livros. Lá, Otto se tornou meu colega, mas não amigo, ainda. Isso só viria a ocorrer em reencontros posteriores, dos quais nasceu uma amizade sólida, fraterna e desprovida de sentimentalismos. Meu amigo tinha uma natural e acentuada inclinação para a poesia, que, herdada de um pai educado e culto e aperfeiçoada e alimentada ao longo de toda uma vida, o tornava sensível à obra e à pessoa de um poeta com o qual repartia lembranças comuns. Era um amigo que despertava admiração e às vezes inveja, tamanho o apego que tinha ao solo pátrio e à cidadania, capaz de conferir à sua natureza, aliás serena e comedida, a segurança e a base que me faltavam. Distante de qualquer nacionalismo, chegava a ser mais avesso do que eu a clamores e arroubos patrióticos. Porém, quando se tratava da geografia e da história, da língua e da literatura, do tesouro em adágios e dos costumes da sua Suábia, sentia-se totalmente à vontade, pois o que havia começado como herança natural, a intimidade com os mistérios, as leis de nascimento e proliferação e os males e perigos da nacionalidade pátria, transformara-se, após décadas de experiência e estudo, em um conhecimento invejado por muitos e patrióticos oradores. Para um excêntrico como eu, em todo caso, era a personificação do que de melhor havia na Suábia.

Finalmente, ele chegou, e o reencontro foi uma festa. Em relação ao nosso último contato, tinha envelhecido um pouco, e seus movimentos eram mais lentos; todavia, a julgar pela sua idade, idêntica à minha, mostrava-se, como da última vez, incrivelmente ativo e vigoroso. Firme sobre as pernas de andarilho, me fazia parecer, a seu lado, instável e alquebrado. E não se esquecera de trazer-me um presente. Na qualidade de emissário dos meus parentes suábios, entregou-me um pesado pacote contendo, na medida do que fora possível reunir, todas as cartas que eu havia escrito entre 1890 e 1948 à minha irmã Adele. Portanto, trazia-me não apenas a possibilidade de falar do passado, como também a de abrir um cofre repleto de lembranças condensadas e documentadas. Entretanto, a despeito da aparência bem mais leve do presente que lhe ofertei, não senti, a partir de sua chegada, qualquer vergonha, e passei a mostrar-lhe, entusiasmado e confiante, o interior da minha casa. O reencontro só nos trouxe alegrias; ele fizera uma boa viagem, e sua presença era como uma volta aos tempos de infância e juventude na terra natal. Além disso, consegui demovê-lo da ideia de ir embora na manhã seguinte, e ele concordou em adiar a partida por um dia. No trato com meu filho, portava-se como um velho, bondoso e delicado cavalheiro para o qual, aos 75 anos, uma nova amizade ainda era motivo de excitante alegria, e não de incômodo. Martin, por sua vez, sabia que acabara de conhecer um homem singular e valoroso, e, assim, munido de uma câmera, por diversas vezes nos surpreendeu e fotografou enquanto conversávamos na frente de casa.

Dentre aqueles para os quais escrevo este relato, muito poucos são tão velhos quanto eu. A maioria desconhece o valor que pode ter, para pessoas idosas, sobretudo as que passaram suas vidas longe dos locais e das imagens da juventude, um objeto capaz de testemunhar a realidade daquela época, como um móvel antigo, uma fotografia desbotada ou uma carta na qual, revendo o papel e a caligrafia, nos deparamos com o tesouro exposto e iluminado de uma vida inteira, descobrindo apelidos e palavras corriqueiras que hoje ninguém mais entenderia e que exigem de nós um pequeno e prazeroso esforço para relembrar suas inflexões e seus significados. Mais importante, porém, muitíssimo mais importante do que todos esses documentos antigos, é o reencontro com uma pessoa viva, alguém que foi criança e jovem conosco, que conheceu nossos professores há muito falecidos e deles guarda lembranças por nós já perdidas. Ao nos olharmos, meu colega de escola e eu, o que vimos não foi apenas uma cabeça branca e um par de olhos cansados sob pálpebras enrugadas e quase imóveis; cada qual viu no outro o ontem por detrás do hoje. Não foi somente uma conversa entre dois velhos; foi uma conversa entre o seminarista Otto e o seminarista Hermann, na qual, sob as inúmeras camadas de tempo superpostas, cada um reconheceu no outro o colega de 14 anos, ouviu sua voz de menino, o viu sentado em sua carteira fazendo caretas, o viu jogando bola ou apostando corrida com os cabelos ao vento e os olhos brilhantes; e viu, também, naquele outro rosto ainda infantil, as primeiras luzes da devoção, da euforia e da emoção recém-nascidas do encontro com o intelecto e a beleza.

A propósito: se a velhice frequentemente desperta nas pessoas um interesse por história que não tinham quando eram jovens, isso se deve àquelas muitas camadas que vão se acumulando nas feições e na mente humanas no decorrer de décadas de experiências e sofrimentos. No fundo, e ainda que nem sempre de forma consciente, todos os velhos raciocinam em termos históricos. A camada superior, que tanto agrada aos jovens, não os satisfaz, e embora não possam dela prescindir ou eliminá-la, sentem também a necessidade de considerar as camadas de experiência antecedentes, capazes de dar ao presente seu inteiro e merecido valor.

Pois bem. A primeira noite foi uma verdadeira festa. Nossa troca de ideias não se limitou a recordações da juventude e notícias sobre a vida, o paradeiro ou a morte recente de colegas do Maulbronn, estendendo-se aos mais variados assuntos, como os acontecimentos na Suábia e na Alemanha, a vida cultural lá do outro lado e os feitos e as desventuras de contemporâneos famosos. As conversas, entretanto, eram assaz animadas; qualquer assunto, por mais sério que fosse, era tratado com a distância e a irreverência que nós, os velhos, costumamos demonstrar, cômoda e naturalmente, diante das coisas atuais. Para mim, o eremita, foi sem dúvida uma rara agitação; ficamos à mesa muito mais tempo do que de costume, falando e ouvindo por cerca de três horas, acalentados pelas saudades do antigo lar e perdidos no labirinto das lembranças. De antemão, concluí que a próxima noite nada teria de agradável, no que não me enganei. Estava disposto, porém, a pagar, do meu jeito, pela rica experiência. Na manhã seguinte, acordei doente e cansado, mas feliz, por ter a meu lado um filho tão amável e prestimoso. Meu amigo parecia, como sempre, alegre e bem-disposto; na verdade, jamais o vi doente, nervoso, aborrecido ou fatigado. Passei as primeiras horas em repouso absoluto, tomei um remédio e por volta do meio-dia já me sentia em boas condições. Fazia calor, o que me levou a convidar o hóspede para um passeio pelas nossas colinas. Quando o vi a meu lado, empertigado, bem-dormido e cheio de disposição, não senti vergonha nem inveja; ao contrário, sua aparência só me fez bem. Dócil e agradecido, deixei-me influenciar pela aura de quietude e ancestral ataraxia que envolvia o bom homem. Como era belo, justo e benigno o fato de termos temperamentos, compleições e virtudes tão distintos! Além do mais, era uma alegria constatar que cada um de nós se mantivera fiel à sua índole, trilhando os caminhos apontados pela própria natureza: ali, o sereno e incansável burocrata com fortes tendências para a poesia e a erudição; aqui, o escritor impaciente e facilmente fatigável, mas intrinsecamente teimoso. Em suma, cada qual havia conquistado e realizado grande parte daquilo que podia exigir de si mesmo e julgava dever ao mundo. A vida de Otto talvez fosse a mais feliz, mas nenhum de nós se preocupava com "felicidade", algo que, aliás, nunca fora objeto dos nossos desejos.

Em um aspecto eu estava à frente dele. Era três meses mais velho e tinha deixado para trás as comemorações do septuagésimo quinto aniversário; já vencera aquela etapa, dera graças por tanto e, durante os festejos, havia conseguido que os compreensivos convivas dispensassem a minha presença. Meu bravo suábio, no entanto, ainda tinha tudo isso pela frente, e sem a tal dispensa. Em breve, estaria diante dos solenes incômodos, que não seriam poucos, haja vista as muitas homenagens que lhe preparavam. Meu presente de aniversário, um manuscrito ilustrado, já se encontrava em mãos amigas, na cidade de Stuttgart. Sem dúvida, ele haveria de enfrentar os próximos acontecimentos em melhores condições do que eu, saberia como encarar os festejos, os discursos e as condecorações com dignidade e cortesia, retribuindo atenciosamente as centenas de mesuras e apertos de mão. Apesar de não ter se exposto tanto quanto eu às luzes da ribalta, também não adotara como lema de vida as sábias palavras *Bene vixit qui bene latuit.** Era um homem bastante conhecido, que talvez tivesse alguns outros inimigos, além dos nazistas, e que no ocaso da sua digna e laboriosa existência era considerado pelos eruditos um dos mais lídimos representantes da inteligência suábia. Nada conversamos acerca da iminente comemoração; preferimos falar das instituições culturais pátrias que naqueles tempos difíceis deram acolhida ao seu trabalho, e até o salvaram. Também falamos um pouco das nossas esposas; da dele, que recentemente adoecera, e da minha, que gozava algumas semanas de merecidas férias em Ítaca, Creta e Samos, satisfazendo o maior dos seus desejos.

A segunda e última noite foi igualmente alegre e harmoniosa, levando-nos a muitas e novas descobertas de antigos tesouros, temperadas com os ricos adágios colecionados pelo meu amigo. Apesar de amar o idioma sobre todas as coisas, Otto era demasiado escrupuloso para ser um tagarela, mas falava sem esforço, apenas com lentidão, escolhendo cuidadosamente as palavras. Mais tarde do que pretendíamos, nos despedimos, pois ele desejava partir, na manhã seguinte, numa hora em que meu dia ainda não havia começado, e eu sabia que, aos cuidados do meu filho, estaria em boas mãos. Na despedida, sorrimos um para o outro, sem, no entanto, dizer uma só palavra sobre o que ambos pensavam: "Esta talvez tenha sido a última vez."

Os dias se tornaram cada vez mais característicos do outono; os chuvosos ficaram mais sombrios, os claros, mais frios, e já se podia ver neve em muitos cumes.

---

* "Bem viveu quem bem se escondeu." (*N. do T.*)

O domingo seguinte à partida do meu hóspede foi um dia especialmente belo; fomos de carro até o topo de uma elevação de onde podíamos avistar as montanhas Wallis; ao redor da maioria das aldeias, o povo ainda trabalhava nos vinhedos. Encantados com o colorido da paisagem, desejamos que o amigo ali estivesse, apreciando conosco a beleza daquele dia, os tons de azul, dourado e branco das montanhas distantes, a transparência cristalina do ar e os alegres bandos de camponeses que enchiam os terraços.

E justamente naquela hora em que nele pensávamos, meu amigo faleceu.

Havia chegado em casa alegre e bem-disposto. Enviara cartões-postais a diversos amigos, incluindo minha irmã, contando sobre sua visita a Montagnola. Comunicara-me seu feliz regresso e, logo em seguida, se engajara a fundo nas atividades inerentes a um de seus muitos cargos.

Naquela tarde, enquanto desfrutávamos a magia das luzes e das cores, ele morria sem qualquer resistência, vítima de um mal súbito. Fiquei sabendo logo na manhã seguinte, por meio de um telegrama, que me solicitava algumas palavras a serem lidas por ocasião do sepultamento, e de um bilhete da esposa, que dizia: "No domingo passado, por volta das duas da tarde, meu marido faleceu, dócil e repentinamente. Durante a visita que lhe fez, só recebeu amor e amizade, e por isso lhe sou grata. Que o senhor dele se lembre, agora, da mesma forma."

Sim, meu coração estava com ele. Contudo, por mais dolorosa que fosse a perda, a morte daquele homem que em vida havia sido considerado um modelo por muitas pessoas boas e experientes me pareceu um admirável exemplo. Responsabilidade e amor ao trabalho até o último dia, sem hospital, sem sofrimento, sem apelo à compaixão e à assistência; uma despedida silenciosa, suave e simples. Uma morte compreensível, apesar de toda a tristeza, delicada, ao pôr fim a uma existência leal e corajosa, e amável, ao privar o amigo que desconhecia o próprio cansaço das exigências do mundo e dos esforços que o jubileu ter-lhe-ia imposto dentro de mais alguns dias.

Considero uma bênção os breves momentos que passou em minha casa antes de encontrar a paz, sentando-se à minha mesa, trazendo-me presentes e lembranças da terra natal, fazendo de mim quiçá o último com quem tenha conversado longe do trabalho e da rotina diária, obsequiando-me com sua amizade e sua companhia, transmitindo-me a tranquilidade, o calor e a alegria que exalava. Sem esta experiência, eu talvez não tivesse sido capaz de compreender o seu fim ou — se considerarmos que "compreender" é uma palavra por demais abrangente — de aceitá-lo e registrá-lo como um desfecho adequado, correto e harmônico.

Que assim seja também com seus outros amigos, e que, chegada a nossa hora, sua imagem, seu caráter, sua vida e seu fim nos sirvam, a eles e a mim, de consolo e exemplo.

(1952)

Passeio em final de outono

A chuva outonal revolveu a mata escura,
O vento matutino percorre o frio vale,
Frutos duros despencam das castanheiras
E sorrindo se abrem, úmidos e pardos.

O outono revolveu minha vida,
O vento arrancou as folhas murchas
E sacudiu galho a galho — onde está o fruto?

Brotei amor, e o fruto foi sofrimento.
Brotei fé, e o fruto foi ódio.
Se o vento quebra meus galhos secos,
Dele me rio, ainda aguento as tempestades.

O que é fruto? O que é objetivo! — floresço,
E florescer era meu objetivo. Agora murcho,
Pois murchar é meu objetivo, e nada mais.
Breves são os objetivos que planta o coração.

Deus vive em mim, Deus morre em mim, sofre
Em meu peito, e já me basta como objetivo.
Caminho certo ou errado, flor ou fruto,
É tudo uma só coisa, são nomes, apenas.
O vento matutino percorre o frio vale,
Frutos duros despencam das castanheiras
Sorrindo, rijos e claros. E com eles rio.

[A tendência ao hábito e à repetição]

Outra coisa... é a maneira de ser dos velhos, e quanto a isso não posso nem devo me permitir qualquer tipo de ficção ou devaneio, limitando-me à convicção de que uma pessoa mais nova, ou mesmo ainda jovem, não tem a menor ideia da maneira como pensam os idosos. Para estes, na verdade, não há mais experiências novas, pois tudo o que lhes cabia ou estava determinado há tempos lhes foi outorgado em acontecimentos primitivos, de tal forma que as "novas" experiências, cada vez mais raras, se tornam repetições daquilo que com maior ou menor frequência já experimentaram, algo assim como novas pinceladas sobre pinturas há muito aparentemente concluídas, recobrindo o acervo das antigas experiências com uma nova camada de tintas e vernizes, mais uma, sobre dezenas ou centenas de outras. Tais fatos, no entanto, não deixam de ser novidades que nada têm de primitivas, constituindo experiências autênticas, uma vez que proporcionam, entre outras coisas, o retrospecto e o autoexame. O homem que ouve o *Fígaro* ou vê o mar pela primeira vez experimenta sensações diferentes e quase sempre mais intensas, se comparadas às de quem o faz pela décima ou quinquagésima vez. Para o mar e a música, todavia, este último possui outros olhos e ouvidos, mais passivos, porém mais experientes e aguçados, que não apenas capturam as velhas imagens de forma distinta e mais apurada, como também despertam, no rever, a lembrança das vezes anteriores; destarte, a experiência não se limita a uma nova maneira de ver e ouvir o mar e o *Fígaro*, estendendo-se ao reencontro consigo mesmo, com o Eu mais jovem e com os diversos estágios do passado no contexto das experiências vividas, pouco importando se eivadas de sorrisos, desdém, superioridade, comoção, vergonha, alegria ou arrependimento. Em idades mais avançadas, o espectador em geral tende a encarar sua percepção e suas experiências de outrora através de uma ótica voltada muito mais para a comoção e a vergonha do que para o sentimento de superioridade; no caso particular das pessoas produtivas, como os artistas, o reencontro com a potência, a intensidade e a plenitude da velhice, na última etapa da vida, raramente desperta um lamento do tipo "Oh! quão pobre e insensato eu era!", e sim um desejo como "Ah! Se eu ainda tivesse um pouco da energia de outrora!"...

Nós, poetas e intelectuais, damos um imenso valor à memória, pois é o nosso capital, aquilo que nos sustenta. Porém, quando surpreendidos por uma dessas erupções do submundo esquecido e descartado, a descoberta, seja ela agradável ou não, revela sempre um ímpeto e um poder que não fazem parte das nossas lembranças cuidadosamente guardadas. Às vezes, chego a pensar ou a supor que a tendência à peregrinação e à conquista do mundo, a ânsia pelo novo, ainda não visto, por viagens e pelo exótico, conhecida, ao menos na juventude, da maioria das pessoas dotadas de alguma imaginação, é também uma fome de esquecer, de repelir o que passou, na medida em que nos oprime, e de recobrir as imagens vividas com o maior número possível de imagens novas. Em contrapartida, a tendência do velho para hábitos e repetições constantes, para buscar sempre os mesmos lugares, pessoas e situações, seria então um anseio por recordações, uma inesgotável necessidade de assegurar o acervo guardado na memória e, quem sabe, também um desejo, uma leve esperança de ver aquele tesouro ainda mais enriquecido, talvez acrescido de uma ou outra experiência, de um ou outro encontro, desta ou daquela imagem ou feição, de coisas esquecidas e perdidas, reencontradas e incorporadas ao acervo de lembranças. Ainda que não o perceba, todo idoso vive em busca do passado aparentemente irreparável, que, no entanto, não é irreparável nem definitivamente pretérito, posto que pode, em determinadas condições, como, por exemplo, na poesia, ser recuperado e eternamente libertado do esquecimento.

(De *Lembranças do Engadin, 1953*)*

* * *

A verdade é um ideal tipicamente *juvenil*, enquanto o amor é próprio do ser maduro e daquele que se esforça no sentido de estar preparado para a degradação e a morte. Entre os racionais, a paixão pela verdade só desaparece quando percebem que o ser humano é extremamente maldotado quando se trata de reconhecer a verdade objetiva, levando a crer que a busca da verdade não pode ser uma função natural e humana. Todavia, este mesmo processo também se verifica, sob a forma de experimento inconsciente, entre aqueles que jamais tiveram tal

---

* O título dessa obra (*Engadiner Erlebnisse*, no original) faz referência ao vale denominado Engadin, no cantão suíço de Graubünden, que se estende pelos 91 quilômetros do curso superior do rio Inn. (*N. do T.*)

compreensão. Ser o dono da verdade, ter razão, saber de tudo, poder distinguir perfeitamente o bem do mal e, por conseguinte, ter poder e capacidade para julgar, punir, condenar e declarar guerra são atributos juvenis e condizentes com a juventude. A pessoa que envelhece e se mantém apegada a esses ideais destrói a capacidade de "despertar", aliás não muito forte, que existe em todos nós.

* * *

Os velhos e esclerosados também fazem progressos, embora o sangue não mais circule adequadamente em seus cérebros. Enfim, há males que vêm para o bem: nem tudo é visto com tanta clareza e intensidade, nem tudo é ouvido, pancadas ou picadas não são mais sentidas, e uma parte do ser que outrora se chamava Eu já se encontra no lugar onde em breve todo o restante estará.

* * *

Temos curiosidade a respeito das enseadas ainda não descobertas nos mares do Sul,* dos polos da Terra e da origem dos ventos, das correntes marítimas, dos raios e das avalanches, mas somos infinitamente mais curiosos quanto à morte, a última e mais ousada aventura desta existência. Isso porque acreditamos que em tudo o que conhecemos e experimentamos só há mérito e satisfação naquilo a que dedicamos a vida com prazer.

* * *

---

* Südsee, no original, é o termo alemão utilizado para designar a região sudoeste do oceano Pacífico. (*N. do T.*)

Cabe a quem envelheceu e fez a sua parte familiarizar-se, na intimidade, com a morte. Não precisa dos outros. Já os conhece e os viu o suficiente. Precisa apenas de tranquilidade. Não é conveniente procurá-lo, dirigir-lhe a palavra e atormentá-lo com futilidades. Quem passa na porta da sua casa deve seguir em frente, como se ali não morasse ninguém.

Antiquíssima imagem de Buda em decomposição nas encostas de uma floresta japonesa

Serenas e abatidas, verdes de musgo,
Por muitas chuvas e geadas vitimadas,
Tuas suaves feições e grandes pálpebras caídas
Voltam-se, imóveis, para o teu objetivo,
Para a dócil decadência e a abstração
No meio do Universo, no Infinito amorfo.
Ainda anunciam os gestos desfeitos
De nobreza a tua mensagem real,
Buscando agora no relento, no lodo e na terra,
Livre das formas, sua perfeição espiritual,
Que amanhã será raiz e ruído de folhas secas,
Que será água a espelhar a pureza do céu,
Que se retorcerá como a hera, as algas e os fetos —
Imagem de toda transformação em eterna Unidade.

Parábola chinesa

Um velho Chunglang, que significa "Mestre Rochedo", possuía uma pequena propriedade nas montanhas. Certo dia, perdeu um de seus cavalos, e os vizinhos logo vieram lhe apresentar suas condolências por tamanha desgraça.

O velho, porém, indagou-lhes: "Quem lhes disse que é uma desgraça?" E vejam só: alguns dias depois, o animal retornou, trazendo consigo uma manada inteira de cavalos selvagens. E os vizinhos novamente vieram, a fim de cumprimentá-lo por tamanha sorte.

O velho da montanha, porém, retrucou-lhes: "Quem lhes disse que é uma sorte?"

Uma vez que havia tantos cavalos disponíveis, o filho do velho passou a cavalgar, e um dia quebrou a perna. E lá vieram outra vez os vizinhos, expressando seu pesar. E mais uma vez o velho indagou-lhes: "Quem lhes disse que é uma desgraça?"

No ano seguinte, uma comitiva dos Langen Latten* subiu as montanhas, a fim de recrutar homens fortes para servir

---

* "Varapaus", na tradução literal, denominação vulgar da guarda imperial. (*N. do T.*)

ao imperador como descalçadores de botas e condutores de liteiras. O filho do velho, que ainda mancava da perna, não foi levado.

Chunglang teve de rir.

O dedo erguido

Mestre Chui-ji tinha, segundo nos contaram,
Um jeito tão tranquilo, delicado e modesto,
Que quase o impedia de falar e ensinar,
Posto que a palavra é aparente, e ele bem sabia
Da necessidade de evitar toda aparência.
Enquanto muitos discípulos, monges e noviços
Do sentido do mundo e do maior dos bens,
Em nobres discursos e espirituosos gracejos,
Se compraziam de falar, ele se mantinha mudo
E cauteloso diante de qualquer excesso.
E quando eles vinham com suas perguntas,
Tanto o vaidoso quanto o sério, sobre o significado
Das velhas escrituras, sobre o nome de Buda,
Sobre a iluminação, sobre o começo e o fim
Do mundo, ele permanecia calado, apenas
Apontando o dedo delicadamente para o alto.
E a indicação daquele dedo mudo
Era cada vez mais íntima e censora:

Falava, ensinava, elogiava, punia e mostrava,
Com tanto afeto, o mundo e a verdade,
Que muitos dos jovens começaram, pouco a pouco,
A despertar, vivenciar e entender
Aquele dedo erguido.

* * *

Padecemos dores e doenças, perdemos amigos levados pela morte, mas a morte não se limitou a bater em nossa porta pelo lado de fora, agindo e fazendo progressos dentro de nós, também. A vida, outrora tão banal, tornou-se um dote precioso, constantemente ameaçado, um bem natural transformado em penhor de duração incerta.

Entretanto, aquele objeto penhorado com prazo de carência indeterminado não perdeu de forma alguma o valor, antes aumentado pela ameaça. Como sempre, gostamos da vida e desejamos a ela permanecer fiéis, em nome, entre outras coisas, do amor e da amizade, que, a exemplo dos vinhos de boa origem, não se deterioram, ganhando, com o passar dos anos, consistência e valor.

* * *

Minha relação com a morte é a mesma de sempre: não a odeio nem a temo. Se algum dia tivesse de escolher com quem ou o que, além da minha esposa e dos meus filhos, eu mais gostaria de me relacionar, a lista só incluiria mortos, mortos de todos os séculos, músicos, poetas e pintores. Suas existências, condensadas em suas obras, continuam vivas e me parecem mais presentes e reais do que as da maioria dos contemporâneos.

Assim é, também, com os mortos que em vida conheci, amei e "perdi", meus pais e irmãos, meus amigos da juventude — todos pertencem a mim e à minha vida, e, tanto hoje quanto outrora, nos tempos em que ainda viviam, penso neles, sonho com eles e os trago comigo na rotina diária. A relação com a morte não é, portanto, ilusão ou fantasia, e sim uma realidade que faz parte da minha vida. Conheço bem a tristeza da transitoriedade, e posso até senti-la em cada flor que murcha. Mas é uma tristeza sem desespero.

* * *

Quando os que nos cercam vão desaparecendo, pouco a pouco, e enfim nos apercebemos de que há muito mais parentes e amigos "do lado de lá" do que deste, sem querer nos tornamos curiosos acerca daquele outro lado e acabamos perdendo a timidez própria dos que têm ao redor de si um anteparo ainda mais rígido.

* * *

Os que já se foram continuam vivos dentro de nós, enquanto existirmos, na substância de toda a influência que sobre nós exerceram. Às vezes, a conversa, a consulta e o aconselhamento com eles podem até ser melhor do que com os vivos.

* * *

Toda caminhada, seja à luz do Sol, seja à noite, conduz à morte, a um novo parto cujas dores a alma espanta. Porém todos seguem o caminho, todos morrem e todos haverão de renascer, pois a mãe eterna sempre os devolve à luz.

Todas as mortes

Já experimentei todas as mortes,
De todas quero outra vez morrer,
Morrer como madeira, na árvore,
Morrer como pedra, na montanha,
Na terra ou no barro, como areia,
Como capim, a crepitar no verão,
E como gente, pobre e sangrando.

Quero renascer como flor,
Como árvore e grama quero renascer,
Como peixe e corça, pássaro e borboleta.
E, de forma em forma,
Minha ânsia vencerá as etapas
Rumo ao último dos sofrimentos,
O sofrimento humano.

Ó arco que trêmulo se verga,
À ânsia do punho enfurecido
Que os dois polos da vida

A se encontrarem obriga!
Muitas e muitas vezes
Haverás de me tanger da morte ao renascer
Das formas de um doloroso caminho,
Das formas de um grandioso caminho.

* * *

A agonia é um processo vital tão importante quanto o nascimento, e não raro podemos trocar um pelo outro.

* * *

A dor e o lamento são nossas primeiras e naturais reações diante da perda de um ente querido. Embora nos ajudem a superar as tristezas e dificuldades iniciais, não são suficientes para nos unir ao morto.

Assim se faz nos estágios mais primitivos do culto aos mortos: oferendas, enfeites, mausoléus e flores. No estágio em que nos encontramos, porém, é preciso que a reverência ao morto se manifeste em nossa própria alma, por meio do pensamento, da exata lembrança e da reconstrução do ente querido em nosso íntimo. Se disso formos capazes, o morto permanecerá ao nosso lado, e sua imagem, preservada, nos ajudará a sublimar a dor.

Irmã morte

À minha porta baterás, um dia,
Não te esquecendo de mim,
Depois virão a dor e a agonia,
E a corrente se partirá, enfim.

Ainda me pareces distante e arredia,
Querida irmã morte,
Pairando como estrela apagada e fria
Acima da minha sorte.

Mas um dia hás de surgir
Em chamas, a crepitar —
Vem, querida, pode vir,
Sou todo teu, pode levar.

Há mil anos ou mais

Inquieto, na ânsia de partir,
Emerso de uma esparsa ilusão,
Ouço o costumeiro zumbir
Dos meus juncos na escuridão.

Em vez de acalmar e conter,
Dos velhos trilhos vem me arrancar,
Fazendo-me voar e arremeter
Rumo ao infinito, me fazendo viajar.

Era uma vez, há mil anos ou mais,
Uma pátria, um jardim encantado
Onde, sobre ossadas de animais,
Da neve surgia o açaflor congelado.

As revoadas haverei de estender
Além da estrada que me conduz,
E tempos distantes irei conhecer
Cujo ouro ainda hoje me seduz.

Pequena canção

Do arco-íris a poesia,
É feitiço de luz em agonia,
Qual música, alegria interrompida,
Dor em rosto de Virgem Maria,
Amargos prazeres da vida...

Flores na tempestade levadas,
Coroas em túmulos pousadas,
Serenidade que não dura,
Estrela na escuridão cadente:
Véu de beleza e amargura
Sobre os abismos do mundo pendente.

Epílogo

Hermann Hesse pertence a um grupo de artistas que tiveram a sorte de envelhecer e, com isso, conhecer e retratar, em suas peculiaridades, todas as etapas da vida. O fato de uma personalidade tão complexa e vulnerável como a dele, submetida a uma vida tão intensa e produtiva, ter chegado aos 85 anos é algo que foge totalmente à normalidade. Se considerarmos que a ameaça cresce quase sempre na mesma proporção do talento e que o ritmo intenso encurta o tempo de vida, veremos que a maioria dos que desprezam as normas, seguindo rumos próprios e independentes, malgrado as dificuldades e barreiras impostas por seus concidadãos, é alijada do caminho bem mais cedo do que aqueles que se contentam com "o mundo assim como ele é", ao qual se adaptam e se submetem. Pelo menos em duas ocasiões, na tentativa de suicídio aos 14 anos e mais tarde, aos 46, durante a crise que antecedeu o manuscrito de *O lobo da estepe*, não há qualquer certeza de que teria superado tamanhas depressões sem a intervenção direta e oportuna do acaso e de terceiros.

A sobrevivência de Hermann Hesse aos próprios conflitos interiores e aos perigos que o rondavam, como a hostilidade de seus contemporâneos e, sobretudo, a ameaça do nacional--socialismo, deveu-se unicamente à ampla visão política que o levou a tornar-se, já em 1912, o "primeiro emigrante voluntário" (Joachim Maass)* e lhe permitiu obter, a partir de 1924, a cidadania suíça. Para quem lê o testemunho pessoal de Hesse, contido na vasta correspondência em forma de diário e eivado de contundentes críticas às tendências da sua época, é sempre uma surpresa constatar por quanto tempo ele conseguiu suportar uma existência carregada de tantos conflitos e quão pouco esta amargura influenciou sua obra, que não nos mostra o vulto da efervescência, mas sim a frequente e espantosa simplicidade da iluminação.

Esta nossa coletânea sobre a velhice começa com observações feitas por Hesse aos 43 anos. São impressões sobre a primavera e a renovação da natureza, registradas por um homem no estágio intermediário da vida, consciente da transitoriedade e da inconstância do mundo visível no qual se insere sem oferecer resistência. A seu ver, a regeneração da vida, que se repete a cada ano, não é motivo de queixa para quem não mais se encontra naquele estágio que torna a natureza ao redor tão exuberante e esperançosa, e sim de estímulo à própria transformação e regeneração. Há muito conhece a relatividade dos conceitos de velhice e juventude, uma vez que "os seres humanos capazes e diferenciados se apresentam ora velhos, ora jovens, do mesmo modo como se sentem ora alegres, ora tristes"... "Infelizmente, porém, nem sempre nos sentimos satisfeitos com a nossa idade; muitas vezes querendo, no íntimo, a ela se antecipar, acabamos quase sempre ficando aquém dela. Nesse caso, a mente amadurece menos do que o corpo, se defende contra suas manifestações

---

* (11.9.1901 em Hamburgo, †15.10.1972 em Nova York). Escritor, poeta e jornalista alemão, optou, em 1939, pelo "exílio voluntário" nos Estados Unidos. Muito influenciado por Thomas Mann, Joachim Maass via Hermann Hesse como um colega e amigo. (*N. do T.*)

naturais e passa a exigir de si mesma algo que não é capaz de fazer."

Com Hesse, também ocorrem os combates inúteis entre a consciência rejuvenescida de crise em crise e o progressivo enfraquecimento do corpo. Como "homem de cinquenta anos", se de um lado é carente de cuidados médicos, de outro é movido por uma sede de viver tão intensa que o leva, pela primeira vez na vida, a fazer aula de dança e passar noites em bailes de máscaras, ainda que sua visão de si próprio seja ao mesmo tempo marcada pelo humor negro de quem há muito percebeu a inutilidade dessa fuga adiante. Entretanto, só consegue perceber fenômenos semelhantes ao seu redor após esgotar a revolta contra a gradual supressão de alegrias e prazeres corporais, experimentada até a última gota. Após uma tempestade, por exemplo, as sombras mais nítidas e escuras do que antes, sob a luz do Sol, e os objetos menos coloridos e mais definidos constituem para ele uma metáfora do processo de envelhecimento. O lamento pelas perdas em cor e sensualidade é então substituído pela alegria dos ganhos em forma e perfil. A essa altura, muito pouco nos impede de reconhecer que "ser velho não é pior do que ser jovem, Lao-tsé não é pior do que Buda, e azul não é pior do que vermelho", e que o velho só se torna ridículo e desprezível "quando resolve imitar a juventude e se passar por jovem".

Ao desistir do combate à velhice, Hesse tornou-se cada vez mais consciente de seus aspectos agradáveis: a maior tranquilidade, que nos torna insensíveis a golpes e alfinetadas; o reservatório de experiências, impressões e imagens do passado, que — graças a uma benevolente seleção de memórias — frequentemente nos parece mais interessante e divertido do que o presente; a perspectiva da iminente libertação das mazelas do corpo e da comunhão com todas as pessoas amigas, amadas e admiradas que nos antecederam na morte; e, por fim, a curiosidade, cercada de medo ou esperança, acerca daquilo que nos espera. Pois, "Quem sabe ainda da morte a hora / Mais espaços bem cedo nos enviará. / De nos chamar a vida não cessará... / E aí, coração, dê viva e vá embora!".

Todo aquele que for capaz de interpretar, a par dos textos produzidos ao longo de quatro décadas, as magníficas fotos feitas por seu filho Martin Hesse certamente irá compreender também a observação de seu colega e poeta Ernst Penzoldt: "O objetivo de todo esforço poético seria a semelhança, no ocaso da vida, com Hermann Hesse. Sem embargo, a intimidade com a sua vida e as suas realizações nos dispensa da leitura de sua obra, bastando apenas um olhar, pois a identidade da pessoa escrita se confunde com seu próprio semblante. Se não o lêsse-mos, no entanto, na realidade não o veríamos!"

Frankfurt am Main, abril de 1990.
Volker Michels

Este livro foi composto na tipografia
Palatino LT Std, em corpo 11,5/16,5, e impresso em
papel off-white no Sistema Digital Instant Duplex
da Divisão Gráfica da Distribuidora Record.